精品资源共享课

内经讲记

主编

黎敬波　古继红

中国医药科技出版社

内 容 提 要

本书是普通高等教育"十三五"规划教材《内经选读》的辅导用书,全书分为两大部分:概述主要讲解了《黄帝内经》的成书年代与流传和学术体系;第二部分为本书的主体部分,按照内容分为阴阳、藏象、病因病机、病证、诊法、治则治法及养生7个部分,讲解时其体例为目的与要求、题解、原文、注释、经文分析及复习思考题,便于系统化学习。

本书以《内经选读》的教学大纲为基础,对原文进行详细讲解与分析,为第一次接触经典的中医药院校学生、中医爱好者提供了一个良好的开端,同时也可作为中医临床工作者随时可查阅的参考资料。

图书在版编目(CIP)数据

内经讲记 / 黎敬波,古继红主编 .—北京:中国医药科技出版社,2016.2

ISBN 978-7-5067-8139-8

Ⅰ.①内… Ⅱ.①黎…②古… Ⅲ.①《内经》—研究 Ⅳ.① R221

中国版本图书馆 CIP 数据核字(2016)第 017456 号

美术编辑 陈君杞

版式设计 郭小平

出版 中国医药科技出版社

地址 北京市海淀区文慧园北路甲 22 号

邮编 100082

电话 发行:010-62227427 邮购:010-62236938

网址 www.cmstp.com

规格 710×1000 mm$^{1}/_{16}$

印张 16$^{1}/_{2}$

字数 205 千字

版次 2016 年 2 月第 1 版

印次 2020 年 3 月第 2 次印刷

印刷 三河市国英印务有限公司

经销 全国各地新华书店

书号 ISBN 978-7-5067-8139-8

定价 36.00 元

举报电话:010-62228771

本社图书如存在印装质量问题请与本社联系调换

编 委 会

前　言

经典教学在中医基本素质培养中的重要意义，已是中医教育者的共识，但如何教好？怎么让学生易学、易记，培养他们学习中医的兴趣，促进他们早一点入门，对中医临床更有信心，这应该是当今中医经典教育的重要使命。当前很多学院都把《内经》教学安排在二年级或三年级，这个阶段是他们确定自己将来是否走中医的路，如何做一个好的医生，做一个什么样的医生的重要时刻，很多同学需要教育来引领他们登堂入室，所以，《内经》作为第一经典，或第一门学习的经典，教学效果如何，对同学们的影响很大。

随着大学扩招，为了适应不同的教育需求，教材也越来越多版本，教材的侧重点或需要兼顾的问题很多，因此，有的教材是在方方面面协调后的产物，难免顾此失彼。另一个问题是为了满足快餐式的学习，教学内容、形式等都发生了改变，一方面是学生希望给我一块面包，营养都齐了就行；另一方面是学分单元限制，学时要压缩，所以，有的教材也在抽提"精华"，压缩包装，各种技巧都用上了。

本教研室在传承《内经》教学近 60 年经验的过程中，充分体会到正确引导、主动学习、交流提高是教学应遵循的原则。经几代专家的努力，2002 年"内经课程体系与教学内容的改革"获得国家级教学成果奖，2006 年被遴选为省级精品课程，2012 年被正式确定为省级"精品资源共享课"。本讲记就是在前辈工作的基础上，逐步沉淀整理而成，它凝聚了太多老专家的辛劳，它也是我们目前授课的讲稿和课件（PPT）的母版。作为教材的配套讲、学本，我们没有方方面面照顾，而是给教学留下很多发挥的空间，把精彩、活泼的课堂交还老师和学生。在此，也对我们前辈的言传身教及辛勤努力表示由衷的感激。

在信息极大丰富的今天，精品资源共享课需要的不只是压缩干粮，本校始终坚持通读、通讲《内经》原篇章并且要求背诵的教学方式。讲记是讲授这门课的重点，是提纲和主要内容，其中没有过多的阐发，所以，它又像重点笔记，主要为课堂教学的补充。如果你要拷贝PPT课件，那么讲记都已经包含了。为保持原著原貌，本书保持原计量单位，未做换算。

编者

2015年8月

目　录

第五章 诊 法 / 181

概　　论

目的与要求

　　1. 掌握《内经》的成书年代和作者，主要注本及注家，掌握《内经》的基本学术思想。

　　2. 熟悉《内经》的流传情况。

　　3. 了解《内经》成书的哲学和文化背景。

　　《黄帝内经》（简称《内经》）是距今 2000 多年的一本中医典籍，是现存最早、最系统完整，并能全面反映中医理论形成、发展与应用的重要文献。历代中医治《内经》之学者比比皆是，从对中医理论与临床的梳理中不难看出，无论《难经》《伤寒杂病论》，或《中藏经》《脉经》等，还是历代中医理论家、临床家，都是在《内经》基础上的发挥与发展。因此，《内经》对中医理论与临床的贡献是根本性和全局性的，对于现代中医学习者来说，研读《内经》仍然十分重要和必要。历代《内经》研究的开展，极大地促进了中医理论的进步与创新，在《内经》所奠定的中医学术理论基础上，中医的理论水平、临床诊断、治疗效果不断提高，学术外延和临床治疗范围不断扩展。因此，随着中医研究领域的分化和深入，《内经》研究也渐渐成为一门学科，称为内经学，这个学科领域在中医教育、研究中的作用越来越受到社会的重视以及相关学科的关注。

第一节 《黄帝内经》的成书年代与流传

由于战争、社会变迁，以及文献形制的限制，《黄帝内经》的流传可谓跌宕起伏，历尽沧桑，但对其成书年代、作者及流传，现在已经有比较公认的观点。

一、成书年代与作者

（一）成书年代

先秦时存在零散篇章，至西汉经系统整理成编，形成了《内经》的理论体系。

关于《内经》成书年代的研究，上可追溯至《史记》（公元前91年）。《史记》中未提及《内经》；此外《内经》采用的是西汉前期流行的阴阳五行学说，表明《内经》成编于司马迁、董仲舒等之后。下则可追溯至《汉书·艺文志》（公元前26年，《别录》成书，后经刘歆整理为《七略》）。《汉书·艺文志》（系引用《七略》）已载有《黄帝内经》书名，故其汇总成编的时间大约是公元前1世纪的西汉中后期。

（二）作者

关于《内经》的作者，黄帝、岐伯只是托名，该书并非出自一时一人之手，而是经西汉时期某佚名医家整理成编的医学总集。

（三）书名含义及构成：

内：相对于外而言；经：经典。

$$《内经》\begin{cases} 《素问》81篇（素：本原、基本；问：问答） \\ 《灵枢》81篇（神灵之枢要） \end{cases}$$

二、《黄帝内经》的沿革

1.《内经》的流传

《汉书·艺文志》载，《黄帝内经》曾以18卷本与《黄帝外经》等医经七家一并传世（医经七家是指：《黄帝内经》18卷，《黄帝外经》37卷，

《扁鹊内经》9卷,《扁鹊外经》12卷,《白氏内经》38卷,《白氏外经》36卷,《白氏旁篇》25卷,共216卷)。《七略》之后至东汉末的一段时间内,《内经》的流传情况,史无记载。

东汉末张仲景著《伤寒杂病论》,引用参考的古医书中,有《素问》《九卷》,惟未见《内经》之名。

至魏晋年间皇甫谧在《针灸甲乙经·序》中提出:《针经》即《九卷》,且该书第一篇《九针十二原》中亦有"先立针经"之语。

隋唐时期《内经》仍以《素问》和《针经》两书分别传世,卷数有少许变化,流传中又有别本新名出现,而《九卷》之旧名,渐从史志及文献上消失了。

可见《黄帝内经》在西汉中期经刘向等整理后行世,至东汉已分化成为《素问》《九卷》二书,分别流传,在流传过程中"代有佚亡,代有增补"。

2.《素问》的流传

书名始见于《伤寒杂病论》。该书9卷,曾亡佚1卷(第7卷),唐代王冰据家藏"张公秘本"补足所亡之卷内容,并对全书编次注释,勒为24卷,后经宋代校正医书局林亿等人校正,定名为《重广补注黄帝内经素问》,流传至今。

3.《灵枢》的流传

始称《九卷》,又名《针经》,至唐·王冰整理并取名《灵枢》,沿用至今。该书亦9卷,曾一度亡佚,北宋哲宗时高丽献来《针经》(佚),后经南宋史崧校正并献出家传旧本《灵枢》,即现通行者。

三、《黄帝内经》的主要注家和注本

1. 南朝·全元起,《素问训解》(佚)。是素问最早的注释。

2. 隋唐·杨上善,《黄帝内经太素》。杨氏将内经分为19大类,有关《素问》部分保留了王冰改动之前的原貌。

3. 唐·王冰,《黄帝内经素问》。整理编次、系统而详尽地注释。

4. 明·马莳,《黄帝内经素问注证发微》《黄帝内经灵枢注证发微》。马莳擅长针灸,因此,他对《灵枢》的注释,观点独到,大多切合临床。

5.明·吴崐,《黄帝内经素问吴注》。吴氏注重辨经文,正谬误,精于医理,于临床有发挥。

6.明·张介宾,《类经》。现存全部类分《素问》《灵枢》最完整的一部书。张介宾是临床各科均有涉猎的医师,他对内、外、妇、儿、五官科等都能结合经典并提出心得。

7.清·张志聪,《黄帝内经素问集注》《黄帝内经灵枢集注》。以《内经》原文互释经义,他不拘泥于历代医家的看法,强调从临床应用来阐发医理,"集注"就是集"侣山堂"诸学者的思想。

8.清·高世栻,《黄帝素问直解》。高氏师从张志聪,他注释《内经》深入浅出,通俗易懂。

9.清·黄元御,《素问悬解》《灵枢悬解》。黄氏对《内经》《难经》《伤寒杂病论》都有深入研究,对《内经》分类注解,尊重原文。

第二节 《黄帝内经》的学术体系

《内经》虽然历经千年流传,"代有佚亡,代有增补",但它的学术思想却愈久弥香,一直指导着中医养生防病及临床各科的发展。《内经》的学术理论内涵丰富,外延阔大,它奠定了中医理论的基本特点及临床思维模式。

一、《内经》学术体系的组成

《内经》学术体系的内容散见于各篇,可归纳为以下9个方面。

阴阳五行学说

藏象学说

经络学说

病因病机学说

病证

诊法学说

治则治法学说

养生学说

五运六气学说

二、《内经》学术体系的形成

（一）医疗和生活实践的观察与验证

人体形态结构及器官功能的探索：解剖生理（人体、动物），如《灵枢·肠胃》《灵枢·平人绝谷》《灵枢·论勇》《灵枢·阴阳二十五人》等。

人体外部征象的观察：生理现象、病态表现、治疗反应。

临床实践的验证：如对疾病的全面观察分析，对针灸治疗方法的总结等。

（二）古代哲学思想的影响

道家精气学说：道——气〔构成宇宙万物（包括人体）的本原〕

阴阳学说：对立统一，消长互根〕取象比类（生理病理）
五行学说：生克制化〔说明事物的相关关系

影响的结果：促成了中医阴阳五行思维模式与方法的形成。

注意：精气学说和阴阳五行学说被引进后，已被赋予特定的医学内涵，我们在学习时，要理解其合理内含不要当作机械公式，避免牵强附会。

（三）古代科技知识的渗透

天文历法、地理、气象、生物、数理、心理、物候及社会等学科知识。

三、《内经》理论体系的学术特色

（一）从整体角度认识人体生命活动和疾病

1.人与自然相关统一："生气通天"——人与自然是一个相互联系的整体。

一方面认为可以用自然界的运动变化来类比、说明人体的生理病理；另一方面认为人体的生命活动必须顺应自然界四时阴阳变化，能顺应则不病，不能顺应则病。

诊治疾病必须了解人与自然的相关情况并按自然界四时阴阳变化规律进行调治。

2.人体是一个有机的整体：人体是一个以五脏为中心，配合六腑，以神为主导，以气血津精为物质基本，以经络为联系管道，沟通联系体表组织官窍的有机整体。

3.疾病是致病因素作用于人体后引起生命活动的失常；不能适应自然变化。"生病起于过用"。

诊治疾病必须重视审察和调治这种整体协调通应关系的失常。

（二）从运动变化角度认识人体生命活动和疾病

1.恒动不息的生命观：天地自然是运动变化的，人体生命活动也如此，一旦停止，生命将终结。

2.动态的疾病观：外感病具有由表入里的传变过程，如《素问·热论》的伤寒六经传变规律。

内部脏腑病变也会互相影响、互相传变，疾病的阴阳寒热在一定条件下会发生转化。

3.循机治疗的思想：诊治疾病必须把握其发展变化规律，这种变化规律就是"病机"，只有把握病机，才能准确辨证施治。

（三）从功能角度认识人体生命活动和疾病

1.从功能角度去认识人体生命活动：运用取象比类等方法，从人体生理病理表现研究揭示内脏的功能活动规律（有人称之为"内观"），所以，《内经》的生理、病理理论主要指功能而言，而非形质（器官）本身的生理表现。

2.疾病是整体功能失调的表现：随着医学研究的不断深化和细化，各种疾病看似一个器官、组织的病变，但《内经》认为，任何疾病都是人体整体功能失调的表现，因此，治疗时也需要考虑人体的整体协调关系。

3.治病重视调整失常的功能状态：从整体、运动变化、功能的角度认识人体生命活动和疾病的学术思想，是《内经》理论体系的学术特色，不论在认识方法，还是在实际运用上，都是互相联系、互相影响而相辅相成的。

《内经》的基本学术特点——整体恒动观及其指导下形成的辨证论治思想。

复习思考题

1.《内经》是怎样的一本书？

2.为什么说《黄帝内经》汇总成编的时间大约在公元前 1 世纪的西汉中后期？简要说明。

3.《内经》理论体系的基本内容是什么？

4.试述《内经》人体整体观的理论价值与临床意义。

5.《内经》理论体系的特征是什么？

第一章

阴　　阳

"阴阳"在《内经》里有三个层次的含义：一是指自然界的运动变化本身及其规律（哲学）；二是指生命运动本身及其规律（医学，广义）；三是指构成人体的基本物质及其运动变化规律（医学，狭义）。简单说，阴阳是为了明分类、示动静、演变化、释过程、诠死生的医学哲学概念。从哲学的医学意义来说，则是因为有了阴阳（古代哲学概念），中医的经验才能得以归纳，中医理论才能用之于临床而得到演绎，因此，它是中医理论的基本逻辑语言。

在阴阳的基础上，为了推演、归纳的方便，中国哲学还衍义出五行的概念，因此，五行是阴阳的二级逻辑，是阴阳具象、演变、生化、消长、制约的运动变化形式，同时，它又巧妙地表达了自然、生命、人体的各种抽象变化规律。简单说，五行所表述的就是阴阳的多少、升降、亢抑、制承的不同状态和形式，有了五行，阴阳就不笼统，有了阴阳，五行就有方向、趋势和运动的力。中医诊断治疗疾病，就是要全面分析这些关系，厘清人体整体功能失调的主次、先后等力的变化关键，有针对地采取借力、给力的治疗方法，达到化解、调和、转化（移除与补充）的效果，使身体恢复协调平衡（健康的状态）。

第一节 素问·阴阳应象大论（节选1）

题解

　　应象：相应的征象，即阴阳与天地万物相通应而显现出的征象。本篇采用取象比类的方法，阐明阴阳的概念、法则及其在医学上的运用，故名。

一、阴阳的概念及其在分析事物中的运用

【原文】

　　黄帝曰：阴阳者，天地之道[1]也，万物之纲纪[2]，变化之父母，生杀之本始[3]，神明之府[4]也。治病必求于本。

　　故积阳为天，积阴为地。阴静阳躁。阳生阴长，阳杀阴藏[5]。阳化气，阴成形。寒极生热，热极生寒。寒气生浊，热气生清。清气在下，则生飧泄[6]；浊气在上，则生䐜胀[7]。此阴阳反作，病之逆从也。

　　故清阳为天，浊阴为地。地气上为云，天气下为雨；雨出地气，云出天气[8]。故清阳出上窍，浊阴出下窍；清阳发腠理，浊阴走五脏；清阳实四肢，浊阴归六腑。

　　水为阴，火为阳，阳为气，阴为味。味归形，形归气，气归精，精归化，精食气，形食味，化生精，气生形。味伤形，气伤精，精化

为气，气伤于味。

阴味出下窍，阳气出上窍。味厚者为阴，薄为阴之阳；气厚者为阳，薄为阳之阴。味厚则泄[9]，薄则通；气薄则发泄[10]，厚则发热[11]。壮火之气衰，少火之气壮[12]；壮火食气[13]，气食少火[14]；壮火散气，少火生气。气味辛甘发散为阳，酸苦涌泄为阴。

阴胜则阳病，阳胜则阴病。阳胜则热，阴胜则寒。重寒则热，重热则寒。寒伤形，热伤气；气伤痛，形伤肿[15]。故先痛而后肿者，气伤形也；先肿而后痛者，形伤气也。风胜则动，热胜则肿，燥胜则干，寒胜则浮[16]，湿胜则濡泻。

天有四时五行，以生长收藏，以生寒暑燥湿风。人有五脏化五气，以生喜怒悲忧恐。故喜怒伤气，寒暑伤形[17]；暴怒伤阴，暴喜伤阳[18]。厥气上行，满脉去形[19]。喜怒不节，寒暑过度，生乃不固。故重阴必阳，重阳必阴。故曰：冬伤于寒，春必温病；春伤于风，夏生飧泄；夏伤于暑，秋必痎疟[20]；秋伤于湿，冬生咳嗽。

【注释】

[1] 道：事理、规律、法则。朱熹注："道者，日用事物当行之理。"

[2] 纲纪：纲领、总则。张介宾曰："大曰纲，小曰纪；总之为纲，周之为纪。"

[3] 生杀之本始：生，发生、成长；杀，消亡、衰退。本始，即本原、缘由。

[4] 神明之府：阴阳之气的玄妙运动规律是天地万物变化的根本。府，本、根本。又，聚集之处、处所。

[5] 阳生阴长，阳杀阴藏：二句互文。认为阴阳是天地万物生长、藏杀的本原，阳主生发、主肃杀，阴主长养、主敛藏。

[6] 飧（sūn）泄：泄泻而完谷不化，水液较多。

[7] 膜（chēn）胀：胸膈或上腹部胀满不适。

[8] 雨出地气，云出天气：雨虽自天而降，实由属阴的地湿之气升腾所化；云虽由地而升，实由天阳之气熏蒸而成。

[9] 味厚则泄：谓"味厚"的药食具有通利功用。泄，通利。《资治

通鉴·唐僖宗光启三年》："披泄积愤。"胡三省注："决壅为泄。"

[10]发泄：发散。《篇海类编·水部》："泄，出也，发也。"王冰曰："发泄，发汗也。"

[11]发热：药食之气浓酽者可助阳化热。王冰曰："阳气炎上，故气厚则发热。"

[12]壮火之气衰，少火之气壮：壮火为饮食、药物之气味辛热纯厚（属阳）者，少火为饮食、药物之气味辛甘温和者；气，指人身之正气。气衰、气壮，作使动用法理解。

[13]壮火食气：药食气味浓烈的可以消耗人体正气。食，通"蚀"，消蚀，损伤之义。

[14]气食（sì）少火：人体正气被气味平和的药物所滋养。食，饲，养。

[15]寒伤形，热伤气；气伤痛，形伤肿：寒为阴邪，故伤人形体（形亦属阴）；热为阳邪，故伤人正气（气属阳）。形，形体；气，人体正气。李中梓曰："气喜宣通，气伤则壅闭而不通，故痛；形为质象，形伤则稽留而不化，故肿。"

[16]寒胜则浮：张介宾注："寒胜者阳气不行，为胀满虚浮之病。"浮，浮肿。

[17]喜怒伤气，寒暑伤形：喜怒，概指七情，七情过激，伤五脏气机，故云"伤气"；寒暑，概指六淫，六淫袭人先伤肌表形身，故云"伤形"。

[18]暴怒伤阴，暴喜伤阳：张介宾曰："气为阳，血为阴；肝藏血，心藏神。暴怒则肝气逆而血乱，故伤阴；暴喜则心气缓而神逸，故伤阳。"

[19]厥气上行，满脉去形：王冰曰："厥，气逆也。逆气上行，满于经络，则神气浮越，去离形骸矣。"

[20]痎（jiē）疟：老疟，疟母，泛指各种疟疾。

【经文分析】

1. 阴阳的概念及阴阳学说的意义

（1）概念："阴阳者，天地之道也……神明之府也。"

阴阳是自然界的法则和规律，是万物分类的依据，无处不在、无时不有，是事物发生、变化、消亡的根源，是自然万物运动变化的内在动力，是气机升降变化的本源所在，是事物发展变化的原因，它是对事物对立统一双方的概括，同样在人体，不论是养生还是诊疗疾病，阴阳也是必须遵循的规律和法则。

（2）阴阳的性质和功用

①性质：轻清、重浊（积阳为天，积阴为地）；动静（阴静阳躁）。

②功用：化气、成形；生长、藏杀；生浊、生清。

2. 阴阳学说的基本内容

（1）阴阳的相对性

"积阳为天，积阴为地""阴静阳躁"。

（2）阴阳的互依性

"阳生阴长，阳杀阴藏""阳化气，阴成形"。

（3）阴阳相互转化

寒极生热，热极生寒。（寒热 == 阴阳；注意：转化需要条件——极）

3. 阴阳学说在分析事物中的运用

（1）天地阴阳与人体阴阳的清浊升降相应

自然界中的一般规律是"寒气生浊，热气生清"，人体也应该顺应这种规律，但当清气应升而反降者，则生飧泄。浊气应降而反升者，则生䐜胀。这就是病理状态，是"阴阳反作，病之逆从"。

针对"清气在下，则生飧泄"疾病的治疗，李东垣认为"气属于阳，性本上升，胃气注迫，辄尔下降，升、柴、羌、葛之类，鼓舞胃气上腾，则注下自止。"另外"浊气在上，则生䐜胀"这一病证是由于阴寒凝滞之气闭阻胸阳，阳气不能宣通则气滞而为胀。药物可选瓜蒌、薤白、檀香、枳壳等。

（2）阴阳对立互根、相互转化

"清阳为天，浊阴为地。地气上为云，天气下为雨，雨出地气，云出天气。"见图1。

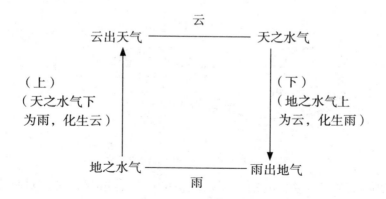

图1　以水－气（雨－云）说明阴阳升降变化

①云虽地气之升，实本天气所降之雨。雨虽天降，实本地气所生之云。

②天（阳）与地（阴）、云与雨相对立；云（清阳）与雨（浊阴）互根。

（3）人体内部清阳与浊阴的分布趋向

"清阳出上窍，浊阴出下窍"；

"清阳发腠理，浊阴走五脏"；

"清阳实四肢，浊阴归六腑"。

本段经文提示清阳之气向上、向外升发；浊阴之气向下、向内沉降。

可运用这一理论治疗相关疾病。如：

治疗耳目失聪——益气升提法；

治疗表证——宣肺发散法；

治疗手足厥逆——温阳法；

治疗肠胃积滞——攻下法；

治疗水肿——利水逐水法。

4. 阴阳法则及阴阳学说在医学上的运用

（1）气味形精的阴阳属性及相互（化生）关系

①药食气味的阴阳属性

气：阳，味：阴。

②药食气味与形、气、精、化的相互关系

见图2。

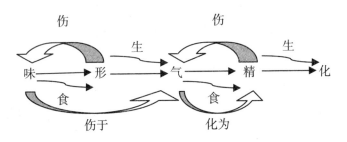

图2　味、形、气、精、化的关系

③临床意义：对后世精气互根理论的产生有重要影响，对临床虚证治疗更有指导意义。

④气：阳，味：阴；形：阴；精：对于气为阴，对于形为阳。

（2）药食气味的阴阳属性及效用

"阴味出下窍，阳气出上窍。"

阴为味：味厚为阴中之阴——泄（降泄通便，大黄、黄连）；

味薄为阴中之阳——通（通利小便，猪苓、茯苓）；

阳为气：气厚为阳中之阳——发热（助阳发热，干姜、附子）；

气薄为阳中之阴——发泄（发汗解表，薄荷、荆芥）；

"气味辛甘发散为阳，酸苦涌泄为阴。"

（3）气火关系

壮火：药食气味纯阳的作用；病理上亢盛的邪火。

壮火食（蚀）气，壮火散气——壮火之（加临）气衰；

少火：药食气味温和的作用；生理上阳和、温煦之火。

气食（仰饲）少火，少火生气——少火之（温养）气壮。

（4）若药物饮食气味阴阳太过，可引起人体阴阳偏盛偏衰的危害

药物、饮食之气太过，会耗伤人体的阴精；药物、饮食之味太过，会损伤人体的形体。药物、饮食的纯阳作用会消蚀人体的元气；药物、饮食的温和作用会充养人体的元气。酸苦涌泄太过，则机体阳气损伤；辛甘发散太过，则机体阴精耗损。

辛甘发散太过会引起热病，酸苦涌泄太过会产生寒病。久服辛甘发散的药物、饮食所引起的热病，热到了极点就会转化为寒证；久服酸苦涌泄的药物、饮食所引起的寒病，寒到了极点就会转化为热证。

（5）阴阳偏胜及转化的病机

"阴胜则阳病，阳胜则阴病。"

联系药食气味之阴阳性能，本文指出：过用酸苦涌泄等阴性药食，可能损害人体正气；反之，过用辛甘发散等阳气药食，则可能损伤人体阴精。

从病机角度来说，则指阴阳偏胜偏衰的病机。阴阳之间一方偏胜则致另一方受损，从而失去平衡协调而致病。

①偏胜病机：阴胜则阳病，阳胜则阴病。（对立、转化）

②表现：阳胜则热，阴胜则寒。

③转化病机：重寒则热，重热则寒；重阴必阳，重阳必阴。（重、极为转化的条件）

（6）寒热形气及阴阳先后病机

①寒伤形，热伤气——同气相求。

②气伤——则痛（气机不通），形伤——则肿（水液停聚，水肿）。

③先痛后肿——气先伤，形后伤，阳病及阴；先肿后痛——形先伤，气后伤，阴病及阳。

5. 五气偏胜病机

"风胜则动"：风邪太过，使肢体振掉动摇或头目眩晕——肝风内动；

"热胜则肿"：火热内郁，营气壅滞肉理，聚为痈疡红肿——火热熏灼肌肤致痈肿；

"燥胜则干"：燥胜津伤，则出现津液干涸的表现——津亏内燥；

"寒胜则浮"：寒为阴邪，易伤阳气，阳气不行，聚水成为浮肿——阳虚内寒；

"湿胜则濡泻"：脾为湿困，不能运化水谷，故泄泻稀溏——内湿停积。

临床意义：本段经文提出病因辨证的观点，对临床分析病机及确立治法都具有重要意义。但须注意的一点是："五气"乃病变类型，是内生的五邪，与六淫有关，但不等于"六淫"。

6. 外感六淫与内伤七情的病理、病证

"天有四时五行，以生长收藏，以生寒暑燥湿风"——说明天地阴阳

五行的变化产生了生长收藏，也产生了寒暑燥湿风五气。

"人有五脏化五气，以生喜怒悲忧恐"——说明人的精神活动与心肝脾肺肾五脏密切相关，情志由五脏所生。

"喜怒伤气"——七情太过，损伤五脏气机（内）；

"寒暑伤形"——六淫伤人，首先侵犯形体肌表（外）。

"暴怒伤阴"——怒则肝气横逆而血乱（内，阴）；

"暴喜伤阳"——过喜则心气弛缓而神逸（内，阳）。

"厥气上行，满脉去形"——情志活动不能节制，使气机逆行向上，盛满于经脉，产生神气浮越，去离形骸的昏厥病证；

"喜怒不节，寒暑过度，生乃不固。"——说明邪气伤人各从其（阴阳之）类。

7. 重阴、重阳与伏邪

"重阴必阳，重阳必阴"——阴极而阳生，阳极而阴生，阴阳在一定条件（重、极）下会相互转化。见表1。

表1 重阴必阳，重阳必阴的伏气致病规律

"重"	病变
冬伤于寒（重阴）	春必温病（阳病）
春伤于风（重阳）	夏生飧泄（阴病）
夏伤于暑（重阳）	秋必痎疟（阴病）
秋伤于湿（重阴）	冬生咳嗽（阳病）

本篇是从阴阳的转化来说明伏气治病，它与《素问·生气通天论》和《素问·四气调神大论》不同，但所生的病是一样的，需要结合另外两篇理解其发病的机制。

二、五行的归类法则及阴阳的对立互根

【原文】

帝曰：余闻上古圣人，论理人形，列别脏腑，端络经脉，会通六合，各从其经；气穴所发，各有处名；溪谷属骨，皆有所起；分部逆从，各有条理；四时阴阳，尽有经纪；外内之应，皆有表里，其信

然乎?

岐伯对曰:东方生风[1],风生木,木生酸,酸生肝,肝生筋,筋生心[2]。肝主目。其在天为玄,在人为道,在地为化[3];化生五味,道生智,玄生神。神在天为风,在地为木,在体为筋,在脏为肝,在色为苍,在音为角,在声为呼,在变动为握,在窍为目,在味为酸,在志为怒。怒伤肝,悲胜怒;风伤筋,燥胜风;酸伤筋,辛胜酸。

南方生热,热生火,火生苦,苦生心,心生血,血生脾。心主舌。其在天为热,在地为火,在体为脉,在脏为心,在色为赤,在音为徵,在声为笑,在变动为嚘[4],在窍为舌,在味为苦,在志为喜。喜伤心,恐胜喜;热伤气,寒胜热;苦伤气[5],咸胜苦。

中央生湿,湿生土,土生甘,甘生脾,脾生肉,肉生肺。脾主口。其在天为湿,在地为土,在体为肉,在脏为脾,在色为黄,在音为宫,在声为歌,在变动为哕[6],在窍为口,在味为甘,在志为思。思伤脾,怒胜思;湿伤肉,风胜湿;甘伤肉,酸胜甘。

西方生燥,燥生金,金生辛,辛生肺,肺生皮毛,皮毛生肾。肺主鼻。其在天为燥,在地为金,在体为皮毛,在脏为肺,在色为白,在音为商,在声为哭,在变动为咳,在窍为鼻,在味为辛,在志为忧。忧伤肺,喜胜忧;热伤皮毛,寒胜热;辛伤皮毛,苦胜辛。

北方生寒,寒生水,水生咸,咸生肾,肾生骨髓,髓生肝。肾主耳。其在天为寒,在地为水,在体为骨,在脏为肾,在色为黑,在音为羽,在声为呻,在变动为栗,在窍为耳,在味为咸,在志为恐。恐伤肾,思胜恐;寒伤血,燥胜寒;咸伤血,甘胜咸。

故曰:天地者,万物之上下也;阴阳者,血气之男女也;左右者,阴阳之道路也;水火者,阴阳之征兆也;阴阳者万物之能始也。故曰:阴在内,阳之守也;阳在外,阴之使也。

【注释】

[1]东方生风:东方,是春季的代名词;生,有生发和资生之意;风,指天地之阳气。阳气生于春,故曰"东方生风"。下文南方、西方、北方仿此。

〔2〕筋生心：张志聪注："内之五脏，合五行之气而自相资生也。"下同。

〔3〕其在天为玄，在人为道，在地为化：玄，谓微妙深远的生化动力。道，是处理事物的思想方法。化，是化生万物的物质基础。

〔4〕在变动为嚘：嚘（yōu），气逆于胸中的病症，《玉篇·口部》引老子曰："终日号而不嚘。嚘，气逆也。"但也有医家将其读为"忧"，如张介宾注："心藏神，神有余则笑，不足则忧。"《太素·遗文》注："心之忧在心变动，肺之忧在肺之志，是则肺主于秋，忧为正也。心主于夏，变而生忧也。"

〔5〕苦伤气：张介宾注："苦从火化，故伤肺气。"

〔6〕哕：即呃逆。

【经文分析】

1. 自然界和人体的五行归类及通应关系

人与自然相应是客观存在的规律，但如何实现这种联系，这种规律如何归纳，本篇提出用五行进行归类的方法，这种归类法很好地诠释了天地与人阴阳相应的规律。见表2。

表2 人与自然相应的五行归类

五行	自然界					人体					
	方位	气候	五味	五色	五音	五脏	七窍	五体	五声	五志	五变
木	东	风	酸	青	角	肝	目	筋	呼	怒	握
火	南	热	苦	赤	徵	心	舌	脉	笑	喜	嚘
土	中	湿	甘	黄	宫	脾	口	肉	歌	思	哕
金	西	燥	辛	白	商	肺	鼻	皮毛	哭	悲	咳
水	北	寒	咸	黑	羽	肾	耳	骨	呻	恐	栗

这五段文字之所以出现在《素问·阴阳应象大论》，就是要说明阴阳系统如何细分和演绎，由于有了五行体系，阴阳便因此有了量和质的不同形式。正如本篇开篇即提出自然界的规则就是阴阳，而这些规则是分类、运动和变化（生命）的法则，因此，阴阳的运动需要有方向、多少、

制衡、转化等关系，这就是五行学说于阴阳应象中的意义所在。

2. 阴阳的对立互根关系

（1）阳：天　上　气　男　左　火　外

（2）阴：地　下　血　女　右　水　内

阴在内，阳之守：阴藏精，居内以充养、固守阳气；阳在外，阴之使：阳化气，行于外，为阴之役使。这既说明人体阴精阳气互相为用的生理关系，又体现了阴阳之间的对立互根关系。阴阳相依是常态，阴阳离散，则志意去身，生乃不固。

（3）"阴阳者，万物之能（胎）始也"：阴阳是万物发生、发展、变化的本原。此句与篇首阴阳的概念相呼应。

三、阴阳学说的医学运用举隅

【原文】

帝曰：法阴阳奈何？岐伯曰：阳胜则身热，腠理闭，喘麤为之俛仰[1]，汗不出而热，齿干以烦冤[2]，腹满，死，能冬不能夏[3]；阴胜则身寒，汗出身常清，数栗而寒，寒则厥，厥则腹满，死，能夏不能冬。此阴阳更胜之变，病之形能[4]也。

帝曰：调此二者奈何？岐伯曰：能知七损八益[5]，则二者可调；不知用此，则早衰之节也。年四十，而阴气自半也，起居衰矣；年五十，体重，耳目不聪明矣；年六十，阴痿[6]，气大衰，九窍不利，下虚上实，涕泣俱出矣。故曰：知之则强，不知则老，故同出而名异耳。智者察同，愚者察异。愚者不足，智者有余。有余则耳目聪明，身体轻强，老者复壮，壮者益治。是以圣人为无为之事，乐恬淡之能，从欲快志于虚无之守，故寿命无穷，与天地终，此圣人之治身也。

天不足西北，故西北方阴也，而人右耳目不如左明也。地不满东南，故东南方阳也，而人左手足不如右强也。帝曰：何以然？岐伯曰：东方阳也，阳者其精并于上，并于上则上明而下虚，故使耳目聪明，而手足不便也。西方阴也，阴者其精并于下，并于下则下盛而上虚，故其耳目不聪明，而手足便也。故俱感于邪，其在上则右甚，在下则左甚，此天地阴阳所不能全[7]也，故邪居之。

　　故天有精，地有形；天有八纪，地有五里，故能为万物之父母。清阳上天，浊阴归地，是故天地之动静，神明为之纲纪，故能以生长收藏，终而复始。惟贤人上配天以养头，下象地以养足，中傍人事以养五脏[8]。天气通于肺，地气通于嗌[9]，风气通于肝，雷气通于心[10]，谷气通于脾，雨气通于肾。六经为川，肠胃为海，九窍为水注之气。以天地为之阴阳，阳之汗，以天地之雨名之；阳之气，以天地之疾风名之。暴气象雷，逆气象阳[11]。故治不法天之纪，不用地之理，则灾害至矣。

　　故邪风之至，疾如风雨，故善治者治皮毛，其次治肌肤，其次治六腑，其次治五脏。治五脏者，半死半生也。故天之邪气，感则害人五脏；水谷之寒热，感则害于六腑；地之湿气，感则害皮肉筋脉。

　　故善用针者，从阴引阳，从阳引阴[12]；以右治左，以左治右[13]；以我知彼，以表知里，以观过与不及之理，见微得过，用之不殆。

　　善诊者，察色按脉，先别阴阳。审清浊而知部分；视喘息、听音声而知所苦；观权衡规矩而知病所主；按尺寸，观浮沉滑涩[14]而知病所生。以治无过，以诊则不失矣。

【注释】

　　[1]喘麤为之俛仰：麤，同"粗"，喘麤指呼吸不畅；俛，同"俯"，俯仰指呼吸前俯后仰，不能平卧。

　　[2]烦冤：冤，同"闷"，烦冤，即烦闷。

　　[3]能冬不能夏：能，耐也。即耐冬不耐夏。

　　[4]病之形能：能，同"态"，即病的表现。

　　[5]七损八益：女子以七为基数，男子以八为基数，指应该根据个体的生理年龄，以及对应的体质、脏腑功能状态等，适时调整阴阳，以维护机体健康。

　　[6]阴痿：阴精虚衰，形体衰弱。

　　[7]此天地阴阳所不能全：天地阴阳不能全是客观规律，因此，人的阴阳也不能全，所以，才会有左或右利手的不同。

［8］上配天以养头，下象地以养足，中傍人事以养五脏：这是顺应阴阳升降的养生方法，清阳上天，浊阴归地，故养头即养清阳升发之气，养足即养浊阴潜降之气。对于体内的五脏则应像人事、社会一样地来维护，如《素问·灵兰秘典论》。

［9］天气通于肺，地气通于嗌：嗌，同"咽"，天气指呼吸的大气，地气指饮食的水谷之气。呼吸之气经呼吸道入肺，水谷之气经咽入胃，所以，《内经》还说"喉主天气，咽主地气"，同理。

［10］雷气通于心：雷气，指火，火气。即火气通应于心脏。

［11］逆气象阳：指气逆化为火。

［12］从阴引阳，从阳引阴：引，引导经络之气以调节虚实，疏散邪气。

［13］以右治左，以左治右：三阴三阳经脉左右互相贯通，故针刺左侧经脉的俞穴可治右侧病变，针刺右侧经脉的俞穴可治左侧病变，这种刺法《内经》称之为"缪刺"和"巨刺"。又，"左右者，阴阳之道路也"，故本句也是对上句"从阴引阳，从阳引阴"的进一步说明。

［14］按尺寸，观浮沉滑涩：尺，指尺肤，即触按尺肤以诊病的方法，即"尺肤诊"；寸，指寸口脉。浮沉，指寸口脉的浮沉；滑涩，指尺肤的滑涩。

【经文分析】

1.调治疾病如何遵循阴阳法则

从阴阳升降、转化，以及互根互用，到建立五行架构，本篇在此基础上，进一步论证阴阳失调的病变，以及调阴阳以养生、诊断治疗疾病等具体应用。

（1）阴阳更胜病理

①阳胜——则身热，腠理闭，喘麤为之俛仰，汗不出而热，齿干以烦闷，腹满——死，耐冬不耐夏。

②阴胜——则身寒，汗出身常清，数栗而寒，寒则厥，厥则腹满——死，能夏不能冬。

此乃阴阳失调病变的极端例子。

（2）阴阳失调致早衰及养生方法

①早衰的表现

年四十，而阴气自半也，起居衰矣；

年五十，体重，耳目不聪明矣；

年六十，阴痿，气大衰，九窍不利，下虚上实，涕泣俱出矣。

②调阴阳以养生的重要性

知之则强，不知则老，故同出而名异。智者察同，愚者察异。愚者不足，智者有余。有余则耳目聪明，身体轻强，老者复壮，壮者益治。

③调阴阳的养生方法

知七损八益，则二者可调。

圣人为无为之事，乐恬淡之能，从欲快志于虚无之守，故寿命无穷，与天地终。

（3）自然界阴阳之偏

天不足西北，地不满东南——自然（阴阳）之偏；

左右利手——人体（阴阳）之偏。

由于阴阳的客观偏全，所以，自然界有风雨寒温之异，人体则有感邪轻重、多少等不同，因此，治疗的方法也应随之有别。

（4）人体生理病理受自然阴阳影响

①生理联系

天有精，地有形；天有八纪，地有五里，故能为万物之父母。清阳上天，浊阴归地，是故天地之动静，神明为之纲纪，故能以生长收藏，终而复始。

天气通于肺，地气通于嗌，风气通于肝，雷气通于心，谷气通于脾，雨气通于肾。六经为川，肠胃为海，九窍为水注之气。

——人以天地之气生，四时之法成。

②养生法则

贤人上配天以养头，下象地以养足，中傍人事以养五脏。——顺应升降（趋势）

治不法天之纪，不用地之理，则灾害至矣。

③自然阴阳对人体的作用（病理）

天地气象分阴阳——阳之汗，雨；阳之气，疾风。

暴（气）象雷，逆气象阳。

（5）早期治疗（治未病）的治则

①疾病是发展的过程

邪风之至，疾如风雨。

②治未病

"善治者治皮毛……治五脏者半死半生也"。

本段经文提出，邪气侵犯人体时的传变规律是：邪气→皮毛→肌肤→六腑→五脏，提示医者一要掌握疾病的发生发展规律；二要防重于治；三要有病早治，把握先机。

2. 外邪性质不同，侵袭人体的部位也不同

"故天之邪气，感则害人五脏……地之湿气，感则害皮肉筋脉。"

本段经文提示，天上的无形之邪伤害五脏；饮食寒热的有形邪气伤害六腑；地面的湿气伤害皮肉筋脉。

3. "从阴引阳，从阳引阴"的治疗方法（阳病治阴，阴病治阳）

这是阴阳学说在治法上的运用，虽然在此指针法而言，但同样适用于药物治疗。如张介宾："善补阳者，必于阴中求阳，则阳得阴助而生化无穷；善补阴者，必于阳中求阴，则阴得阳升而泉源不竭。"

4. 归纳诊候（阴阳学说在诊法上的运用）

"察色按脉，先别阴阳"：五色阴阳及阴阳脉法。

"审清浊"（望诊）：清——阳，浊——阴。

"视喘息，听音声"（闻诊）：清亢明亮——阳，重浊低沉——阴。

"观权衡规矩"（切诊）：权衡规矩——脉应四时的阳阴；"按尺寸"（按、切诊）：按尺肤：滑——阳，涩——阴；切寸口脉：浮——阳，沉——阴。

复习思考题

1. 阴阳的基本概念是什么？

2. 如何运用阴阳观点去解决医疗实践中的问题？

3. 怎样理解"阴在内，阳之守也；阳在外，阴之使也"？

4.背诵

（1）阴阳者，天地之道也……浊阴归六腑。

（2）阴味出下窍……重寒则热，重热则寒。

（3）天地者，万物之上下也……阳在外，阴之使也。

第二节　素问·生气通天论

目的与要求

1.掌握阴精与阳气的相互关系；煎厥、薄厥的病因病机及临床表现；从生理、病理、养生及阴阳协调等方面掌握阳气在生命活动中的重要性。

2.熟悉"生气通天"的观念；五味与阴精的关系。

3.了解阳气失常，外邪致病的情况。

题解

生气：指生命之气，此指人体内的阴阳二气；通：相通；天，指自然界。本篇以天人相应的整体观作为立论之本，论述人体生命之气与自然界阴阳之气息息相通，彼此相应，故名。

一、论人体与自然界的关系

【原文】

黄帝曰：夫自古通天者，生之本，本于阴阳[1]。天地之间，六合[2]之内，其气九州[3]、九窍、五脏、十二节[4]，皆通乎天气。其生五，其气三[5]，数犯此者，则邪气伤人，此寿命之本也。

苍天之气，清净则志意治[6]，顺之则阳气固，虽有贼邪[7]，弗能害也，此因时之序[8]。故圣人传精神[9]，服天气，而通神明[10]。失之，则内闭九窍，外壅肌肉，卫气散解[11]，此谓自伤，气之削[12]也。

【注释】

[1]生之本，本于阴阳：生命的根本在于阴阳双方的协调统一。

[2]六合：指东、南、西、北、上、下六方，即整个宇宙。

[3]九州：王冰曰："九州，谓冀、兖、青、徐、扬、荆、豫、梁、雍也"。《灵枢·邪客》"地有九州，人有九窍。"泛指大千世界。

[4]十二节：一说指双侧腕、肘、肩、踝、膝、髋等12个大关节。一说指时间节气，即12个月。

[5]其生五，其气三：自然界的阴阳化生木火土金水五行，分为三阴三阳之气。其，指自然界的阴阳。五，即木、火、土、金、水五行之气。三，即三阴三阳。

[6]清净则志意治：净，通"静"。志意，指人的精神活动。治，正常、安定。自然界阴阳之气清静而无异常变化，则有利于人的精神乃至生命活动保持正常。

[7]贼邪：伤害人的邪气。

[8]此因时之序：顺应四时气候变化的规律而养生。因，顺也。

[9]传精神：俞樾《内经辨言》注："传，读为抟，聚也"。又"抟"的古字为"专"，专一，精神专注，聚精会神，全神贯注。

[10]服天气，而通神明：即顺应天气，使人气与天气的阴阳变化统一起来。服，从也，顺也。神明，指阴阳的变化。

[11]卫气散解：卫气耗散。解，涣散、离散。

[12]气之削：阳气减少。削，减少、削弱。

【经文分析】

1. 生之本，本于阴阳

阴阳是自然界万物的根本，人类本源于天地阴阳的变化，故亦以阴阳为生命之根本。阴阳既是自然的法则，也是自然的基本物质形式，生命自然不能脱离这个原则，并以之而生。

2. 人与自然相依的整体关系

生命（人体）之阴阳通于天之阴阳，人类的生存依赖自然，生气通天，天人相应。天人相应的实现是阴阳，只有阴阳相通才能实现天人相应，因此，天人相应是物质的交通和法则的统一。

二、论阳气在生命活动中的主导作用

【原文】

阳气者，若天与日，失其所[1]则折寿而不彰[2]，故天运[3]当[4]以日光明。是故阳因而上[5]，卫外者也。

因于寒[6]，欲如运枢[7]，起居如惊，神气乃浮[8]；因于暑，汗，烦则喘喝，静则多言[9]，体若燔炭，汗出而散。因于湿，首如裹，湿热不攘[10]，大筋緛短，小筋弛长[11]，緛短为拘，弛长为痿；因于气[12]，为肿。四维相代[13]，阳气乃竭。

阳气者，烦劳则张[14]，精绝，辟积[15]于夏，使人煎厥[16]。目盲不可以视，耳闭不可以听。溃溃乎若坏都，汩汩乎不可止[17]。阳气者，大怒则形气绝[18]，而血菀[19]于上，使人薄厥[20]。有伤于筋，纵，其若不容[21]。汗出偏沮[22]，使人偏枯。汗出见湿，乃生痤痱[23]。高梁之变，足生大丁[24]，受如持虚[25]。劳汗当风，寒薄为皶[25]，郁乃痤。

阳气者，精则养神，柔则养筋[27]。开阖不得，寒气从之，乃生大偻[28]；陷脉为瘘[29]，留连肉腠，俞气化薄[30]，传为善畏，及为惊骇[31]；营气不从，逆于肉理，乃生痈肿；魄汗[32]未尽，形弱而气烁[33]，穴俞以闭，发为风疟[34]。

故风者，百病之始也，清静则肉腠闭拒，虽有大风苛毒[35]，弗之能害[36]，此因时之序也。故病久则传化，上下不并[37]，良医弗为。故阳畜积病死，而阳气当隔，隔者当泄[38]，不亟正治，粗乃败之[39]。

故阳气者，一日而主外，平旦人气生，日中而阳气隆，日西而阳气已虚，气门[40]乃闭。是故暮而收拒，无扰筋骨，无见雾露，反此三时[41]，形乃困薄[42]。

【注释】

［1］失其所：所，场所。谓阳气的运行、作用失常，失去其应居之处所。

［2］折寿而不彰：折寿，即短寿；彰，显著。指人身若阳气失常，可致寿命短折。

［3］天运：天体的运行。

［4］当：连词，相当于"则"表示承接。

［5］阳因而上：因，顺应。言阳气顺应其上升外越之性，而具有卫外的作用。

［6］因于寒：吴崑认为"因于寒"三字是为错简，当在"体若燔炭，汗出而散"八字之前。"欲如运枢，起居如惊，神气乃浮"紧承于论阳气"卫外者也"生理作用之后，张介宾虽未移动原文，但其所解所注于理顺畅，与吴氏之注隐约合拍，认为"若起居不节，则神气（阳气）外浮，无复中存，邪乃易入矣"（《类经·病能类》）。

［7］欲如运枢：运，运转。枢，户枢，即门轴。指卫阳之气必须如户枢般开合运转自如。

［8］起居如惊，神气乃浮：生活起居的正常规律被扰乱，邪气侵犯，卫阳之气则上浮与邪气抗争。惊，卒暴之意。神气，即阳气。浮，指阳气从体内深层向表层运行。

［9］烦则喘喝，静则多言：烦，烦扰。喘喝，气息喘急，喝喝有声。则，"而"，语气词，指心烦扰躁而气息喘急。静则多言，指安静但神昏而谵语多言。

［10］攘：除。

［11］大筋緛短，小筋弛长：本句互文，即大筋、小筋或为收缩拘挛，或为弛缓松软。

［12］气：指风邪。高世栻曰："气，犹风也。"《素问·阴阳应象大论》云："阳之气，以天地之疾风名之。"故不言风而言气。

［13］四维相代：寒、暑、湿、风（气）四时邪气交替伤人。四维，四方四时，此处指上文所言的风、寒、暑、湿等四时邪气。代，更代、交替。

［14］张：炽张亢盛。

［15］辟积：重复、屡次。辟，通"襞"，即衣裙褶。

［16］煎厥：病名，指过度烦劳，阳气弛张亢盛，火炎则水干，阴精

虚衰，又逢盛夏阳热之气，则两热相合，如煎如熬，以致阴气竭绝而昏厥的病证。

[17]溃溃乎若坏都，汩汩（gǔ）乎不可止：形容煎厥病势凶猛，犹如洪水决堤般。溃溃，是形容洪水泛滥的样子。都，防水之堤。汩汩，水急流的声音。

[18]形气绝：脏腑经络之气阻绝不通。形，即形体，此处指脏腑经络。绝，阻滞隔绝。马莳曰：此"绝"是"阻绝之义，非断绝之谓"。

[19]菀：同"郁"。

[20]薄厥：病名，因大怒而气血上逆所致突然昏厥的病证。张介宾曰："相迫曰薄，气逆曰厥，气血俱乱，故为薄厥。""薄"通"暴"，言病发突然而急促。

[21]不容：肢体不能随意运动。容，通"用"。

[22]汗出偏沮：汗出受阻而半侧身体无汗的症状。沮，阻，阻止。

[23]痤痱：痤，即小疖。痱，即汗疹、痱子。

[24]高梁之变，足生大丁：高，通"膏"，即脂膏类食物。梁，通"粱"，即精细的食物。膏粱，在此指肥甘厚味。足，足够、完全。丁，通"疔"，泛指疮疡。全句意为过食肥甘厚味，会使人产生疮疡。

[25]受如持虚：得病犹如手持空虚之器受物一样容易。

[26]皶（zhā）：生长于面部的粉刺。

[27]精则养神，柔则养筋：当作"养神则精，养筋则柔"解。精，指精神爽慧。柔，即筋脉柔和，活动自如。此句意为阳气养神则精神聪慧，养筋则筋脉柔和。

[28]大偻（lǚ）：阳气不能温养筋脉，导致形体伛偻之症。偻，背曲不伸。

[29]陷脉为瘘：邪气内陷经脉而生瘘管。

[30]俞气化薄：邪气从腧穴传入而内迫五脏。俞，同"腧"，即腧穴，为经脉气血输注之处。化，传化，传入。薄，迫也。

[31]传为善畏，及为惊骇：五脏主藏神，脏气被邪所迫，阳气不能养神，故见心神不安之善畏、惊骇症。传，通"转"，转化。

[32]魄汗：魄，通"白"，魄汗即白汗，后世称为自汗。

　　［33］形弱而气烁：形弱，腠理不固，自汗出而形体虚弱，易感受外邪。烁，消烁。气烁，指阳气被邪热所消耗。

　　［34］风疟：疟疾之一，因感受风邪，症见寒热往来，恶风汗出的疟疾，故以风疟名之。

　　［35］大风苛毒：泛指致病性强的病邪。苛，暴也。

　　［36］弗之能害：即"弗能害之"。弗，通"勿"，不，不能。

　　［37］上下不并：指人体阳气运行阻隔，升降失常，上下不相交通的病理变化。并，交并，交通之意。

　　［38］阳气当隔，隔者当泻：阳气被阻隔不通所致之证，应当采用泻法治疗，使蓄积的阳气得以畅通。前一"当"字，通"挡"，阻挡、阻隔。

　　［39］不亟正治，粗乃败之：不能迅速给予正确的治疗，水平低劣的医生只能使病情败坏、恶化。亟，急也。粗，粗工。

　　［40］气门：指汗孔。王冰曰："所以发泄经脉营卫之气，故谓之气门也。"

　　［41］三时：即上文的平旦、日中、日西。

　　［42］形乃困薄：形体困顿而衰弱。

【经文分析】

1. 以天日关系比类说明阳气对于生命活动的重要性

　　本篇将人之阳气比作天体中的太阳，据此可见，人之阳气具有天之阳气诸多特点和功用。天之阳气能给自然界带来光明、温暖，主司天体的运行，可蒸腾气化水液，使万物生长化收藏；没有太阳，也就没有自然万物蓬勃之象。

　　比类于人体，则人之阳气具有护卫生命，促进机体生命活动运转不息的作用，若阳气"失其所"，则人之寿命不保而早夭。人通体之温暖，五脏功能之运转，津液之气化，对外界虚邪贼风之抵御，均赖阳气的温煦和推动。可见，在人体的阴阳平衡中，阳气起着主导的作用。这种重视阳气的观点启发后世医家，并成为温补学派的重要理论依据。

　　明代医家张介宾在《类经附翼·求正录》中说："阳化气，阴成形。

形本属阴，而凡通体之温者，阳气也；一生之活者，阳气也；五官五脏之神明不测者，阳气也。及其既死，则身冷如冰，灵觉尽灭，形固存而气则去，此以阳脱在前，而阴留在后。"强调"天之运，人之命，元元根本，总在太阳无两也。"并进而提出了"天之大宝，只此一丸红日；人之大宝，只此一息真阳"（《类经附翼·大宝论》）的著名论点。

2. 阳气的生理

（1）功能特点：卫外功能："阳因而上，卫外者也。"温养功能："精则养神，柔则养筋。"

（2）阳气的运行规律：阳气运行于身，有一定的规律，好比天体中的太阳一样。在一天中，阳气从早晨开始生发，日中最为旺盛，日落则渐趋衰减。

3. 阳气的病理

若不能对阳气正常调摄，顺应其升降，则神气浮，人体就容易被外感病因侵扰，而发生一系列的外感病证，或阳气失常而引起内伤失调，内外合邪的诸多疾病。

（1）阳失卫外，六淫为患——外邪为患

因于寒——寒主收引，阳气为寒邪所束闭——体若燔炭——当辛温发散，使寒从汗解（汗出而散）——麻黄汤、大青龙汤之类。

因于暑——暑为阳邪，本质为火，其性酷热——汗，烦则喘喝，静则多言（神昏谵语）。

因于湿——湿为阴邪，其性重浊有形，易困遏清阳，阻滞气机——首如裹，湿热不攘，为拘、为痿。

因于风——风邪外袭，内舍于肺，肺失宣降，水道不通，以致风遏水阻，风水相搏，流溢肌腠——发为水肿。

四维相代——寒、暑、湿、风（气）四时邪气交替伤人，阳气乃竭。

（2）内伤阳气的病机与病证

阳亢精绝：烦劳过度——阳气过亢，阳亢伤阴——久而不解则阴精衰竭——辟积于夏，煎熬阴精——急性晕厥（煎厥），目盲、耳闭、汗出不止，病势发展迅速。

阳气逆乱：暴怒刺激——怒则气上，阳气急剧上亢，血随气逆，血液郁积于头部——卒然昏厥（薄厥），伴有口眼歪斜、肢体瘫痪等后遗症。

煎厥、薄厥鉴别见表3。

表3 煎厥、薄厥鉴别

病名	煎厥	薄厥
病因	过度烦劳	大怒
症状	突然昏倒，目盲，耳闭	突然昏倒，不省人事，四肢不用
病机	阳气盛于外，阴精耗损于内	气血上逆，闭塞神明

［病案举例］

煎厥：唐，积劳伏暑，欲寐时心中轰然上升，自觉神魂缥缈，此皆阳气上冒，内风鼓动，所以陡然昏厥，石膏、知母、甘草、粳米、生地、麦冬、竹叶心。

（《临证指南医案》）

［按语］暑热太过，伤阴耗气，治疗以石膏为主，说明暑热更重，需以白虎汤为主以祛暑邪为先。

薄厥：薛上舍，高沙人，素无恙，骤吐血半盂。陈诊之曰，脉弦急，此薄厥也。病得之大怒气逆，阴阳奔并。群医不然，检《素问·生气通天论》示之，乃服。饮六郁而愈。

（《名医类案》）

［按语］本案因大怒导致阳气逆乱，迫血上行，故用六郁汤行气解郁，疏利气机。

（3）阳气开合、运行失常

阳气开合失常：汗出见湿——汗疹、痤疮；

饮食不节——高粱厚味，助热生湿生痰，阻遏营卫——疔疮；

过劳汗出——正虚不固，又感风寒之邪；郁于肌腠——粉刺，如寒郁则为痤疮。

阳气偏沮（阻）——汗出偏沮

　　　　阳气虚不能周行于身，气虚血瘀→半身不遂（偏枯）。

（4）阳气虚容易招致外邪为病

寒气从之，深潜筋骨——大偻（脊柱变形弯曲）；

邪入脉中——瘘管；

扩散至肌肉腠理——阴疽；

邪气从经腧传入——内迫五脏——善畏、惊骇；

邪入经脉——营气运行逆乱，壅滞于"肉腠"——痈肿。

风寒之邪乘虚而入：腠理闭塞，热不得散而灼伤正气——热灼于内，风寒外束——风疟。

（5）阳气"实"为病

阳气阻隔：上下不相交通，阳气蓄积于一处则病情危重。

　　　阳热内蓄（挡隔）→病死→急泻以治（隔者当泻）。

4. 养生与调治

$$调治\begin{cases}邪在外者——"攘"之——汗出而散\\阳热内蓄者——急泻去之——"隔者当泻"\end{cases}$$

$$养生原则\begin{cases}避免外邪侵袭，保障阳气"清静"。\\顺应"三时"\begin{cases}平旦养"生"气\\日中养"长"气\\日西、日入当养"收藏"之气\end{cases}\end{cases}$$

5. 理论意义

本篇为后世重阳学派的理论导源，它从阳气的生理病理，反复论证阳气于人体的重要性，结合下文"凡阴阳之要，阳密乃固"，充分说明阳气所具有的主导性作用。

三、人体内阴精与阳气的相互关系

【原文】

岐伯曰：阴者藏精而起亟[1]也；阳者卫外而为固也。阴不胜其阳，则脉流薄疾[2]，并乃狂[3]；阳不胜其阴，则五脏气争[4]，九窍不通。是以圣人陈阴阳，筋脉和同[5]，骨髓坚固，气血皆从。如是则内外调和，邪不能害，耳目聪明，气立[6]如故。

风客淫气，精乃亡[7]，邪伤肝也；因而饱食，筋脉横解[8]，肠澼为痔[9]；因而大饮，则气逆；因而强力[10]，肾气乃伤，高骨[11]乃坏。

凡阴阳之要，阳密乃固[12]。两者不和，若春无秋，若冬无夏。因而和之，是谓圣度。故阳强不能密，阴气乃绝[13]；阴平阳秘，精神乃治[14]；阴阳离决，精气乃绝[15]。

因于露风[16]，乃生寒热。是以春伤于风，邪气留连，乃为洞泄[17]；夏伤于暑，秋为痎疟[18]；秋伤于湿，上逆而咳[19]，发为痿厥[20]；冬伤于寒，春必温病[21]。四时之气，更伤五脏[22]。

【注释】

[1]起亟：阴精不断地起而与阳气相应。亟，频数。

[2]脉流薄疾：阳气亢盛，使脉中气血流动急迫而快疾。薄，迫也。

[3]并乃狂：阳气亢盛而致神志狂乱。并，交并，引申为重复。

[4]五脏气争：五脏功能失调，气机失和。争，不和之意。

[5]筋脉和同：筋脉功能协调。和同，即和谐、协调。

[6]气立：生物体与自然环境之间"气"的交流与转化。

[7]风客淫气，精乃亡：风邪侵袭人体，而为致病的淫乱之气，肝之精血因之受损。

[8]筋脉横解：筋脉弛纵不收。横，放纵。解，通"懈"，即松弛。

[9]肠澼为痔：饮食过饱，肠胃乃伤，湿热下注则为痢疾；或者邪气迫于魄门，日久成痔。肠澼，即下利脓血的痢疾等病。为，选择连词，相当于"抑"、"或"。

[10]强力：勉强用力，劳力过度，又指房室太过。王冰曰："强力，谓强力入房也。"

[11]高骨：腰间脊骨。

[12]阴阳之要，阳密乃固：阴精与阳气关系的关键在于阳气坚实地在外防护，阴气才能固守于内。要，关键，要领。

[13]阳强不能密，阴气乃绝：阳气亢盛，但却不能坚实地为阴防护于外，则阴气就不能内守而外泄，以致衰竭亡绝。密，坚实。绝，竭、尽。

[14]阴平阳秘，精神乃治：阴气调和，阳气闭藏，生命活动才能健康。平，调和。治，正常。精神，复词偏义，偏于"神"，指生命活动。

　[15]阴阳离决，精气乃绝：阴阳分离决裂，则孤阳不生，独阴不长，精气无以滋生而竭绝。离，分离、分散。决，破裂。

　[16]露风：风，风邪，也泛指外感致病因素，包括下文所言风、暑、湿、寒诸邪。露，触冒。

　[17]洞泄：水谷不化，下利无度的泄泻。

　[18]痎疟：疟疾的总称，参见《素问·阴阳应象大论》注。

　[19]秋伤于湿，上逆而咳：张介宾曰："湿土用事于长夏之末，故秋伤于湿也。秋气通于肺，湿郁成热，则上乘肺金，故气逆而为咳嗽。"

　[20]痿厥：肢体枯萎不用，或逆冷的病证。厥，逆冷。

　[21]冬伤于寒，春必温病：因冬季养生不当，感受寒邪，阴精亏虚，至春天阳气升发，或又感新邪，发为温病。

　[22]四时之气，更伤五脏：四时不正之气，交替损伤五脏。更，交替。

【经文分析】

1. 生理

"阴者藏精而起亟也，阳者卫外而为固也。"说明阴精与阳气之间，具有互生、互用、互制而宜保持协调的关系。

2. 病理

阴阳失和则会产生疾病，甚至引起死亡。

阴不胜其阳——脉流薄疾，并乃狂；

阳不胜其阴——五脏气争，九窍不通；

阳强不能密——阴气乃绝；

阴阳离绝——精气乃绝。

3. 养生失当，多种原因皆可伤精耗气而引发疾病

风木之邪耗散阴精——损伤肝脏；

饮食过饱——肠胃受伤，筋脉松弛痢疾、痔疮等；

饮酒无度——气血上逆；

强力伤肾——损坏腰间高骨等。

4. 四时之气，更伤五脏

本篇和《素问·阴阳应象大论》《素问·四气调神大论》均提到伏气致病的问题，本篇认为其机制是"四时之气更伤五脏"，这种认识比较透彻地揭示了阴阳运动平衡，协调为用的规律。即外邪的侵袭除了直接引动阴阳，触发邪正斗争（感而即发的病）外，也可能导致阴阳的不平衡，但这种不平衡还没有达到疾病的程度，因此，至下一季由于阴阳的失调而引发另一类的邪正斗争（伏气致病）。见表4。

表4　四时之气感而即发和伏气发病

四时邪气	感而即发	伏而后发
冬伤于寒	起居如惊，体若燔炭	春必温病
春伤于风	肿	（夏）乃为洞泄
夏伤于暑	汗，喘喝	秋为痎疟
秋伤于湿	首如裹，大筋緛短，小筋弛长	（冬）上逆而咳发为痿厥

5. 养生

"是以圣人陈阴阳，筋脉和同，骨髓坚固，气血皆从"——调和阴阳。

四、阴精的作用及五味所伤

【原文】

阴之所生，本在五味[1]；阴之五宫[2]，伤在五味。是故味过于酸，肝气以津[3]，脾气乃绝[4]。味过于咸，大骨[5]气劳，短肌[6]，心气抑。味过于甘[7]，心气喘满[8]，色黑[9]，肾气不衡[10]。味过于苦[11]，脾气不濡[12]，胃气乃厚[13]。味过于辛，筋脉沮弛[14]，精神乃央[15]。是故谨和五味，骨正[16]筋柔，气血以流，腠理以密，如是则骨气以精[17]。谨道如法，长有天命。

【注释】

[1]阴之所生，本在五味：阴精的生成，本源于饮食五味。阴，即阴精。五味，酸、苦、甘、辛、咸，此泛指饮食物。

[2]阴之五宫：化生和藏蓄阴精的五脏。五宫，即五脏。

［3］肝气以津：因过食酸味而致肝气偏亢。津，张介宾曰："溢也。"

［4］脾气乃绝：肝气偏盛，木气乘土，故脾气运化受阻。绝，止也，阻滞不通。

［5］大骨：张介宾谓为"肩、脊、腰、膝，皆大骨也"。

［6］短肌：因脾所运化营养肌肉的水谷精气减少，故肌肉消瘦无力。短，衰少、不足。

［7］甘：《太素·调阴阳》作"苦"，形近而误，可从。

［8］心气喘满：苦味过度，反伤心气，故心跳急促及烦闷。喘，指心跳急促。满，通"懑"。

［9］色黑：肾主黑，伤肾久则面色甚至肤色黧黑。

［10］不衡：肾气失去平衡。衡，平也。

［11］苦：《太素·调阴阳》作"甘"，形近致误，可从。

［12］脾气不濡：脾失运化，水谷精气不能滋养润泽。

［13］胃气乃厚：胃气纳降作用迟缓。厚，重也，重，迟缓。

［14］筋脉沮弛：筋失所养而败坏弛缓。沮，坏，败坏。

［15］精神乃央：精神受到殃及而损伤。央，通"殃"。

［16］骨正：骨直有力。正，直，不弯曲。

［17］骨气以精：谓人体的骨、筋、气、血、腠理均得到饮食五味的滋养而强健。精，强盛。骨气，泛指上文骨、筋、气、血和腠理。

【经文分析】

1.阴精的化生

"阴之所生，本在五味"，人体阴精的化生，来源于饮食五味；五味偏嗜能损伤五脏阴精。强调了五味作用双重性的观点，即要认识调和饮食五味的重要性，同时也要认识到五味偏嗜伤及五脏，还可破坏五脏间的相互平衡协调，导致病变。

2.五味过食为害

"阴之五宫，伤在五味"，饮食失调，五味偏嗜，除能直接伤害肠胃以影响五脏外，还可因五味偏嗜引起相关脏腑发生病理变化，进一步影响到其他脏腑，损伤五脏精气。

（1）过食酸味

味过于酸，肝气过亢，肝木乘脾→脾气衰竭→肝气以津，脾气乃绝。

（2）过食咸味

味过于咸，伤肾损骨→大骨气劳；水邪盛则侮土→短肌；水气上凌心→心气抑。

（3）过食苦味

味过于苦，则反伤心气→心气喘满；黑为水色，火不足而水气乘之→见黑色；心气虚衰而肾水偏盛→肾水失去平衡。

（4）过食甘味

味过于甘，脾伤不运则湿盛→脾气不濡→湿邪阻胃→胀满。

（5）过食辛味

味过于辛，肺气乘肝，肝主筋→筋脉沮弛；辛散气，精神耗伤→乃央。

3."谨和五味，长有天命"

饮食五味是维持人体生命活动的物质基础，饮食五味调和，则五脏精气充盛，全身都能得到营养，脏腑阴阳协调。从而骨骼强壮，发育正常，筋脉柔和，气血流畅，腠理致密，身体健康。

复习思考题

1.试述阳气在人体生理病理中的重要作用及其临床意义？

2.如何理解阴精和阳气的关系及"阴平阳秘，精神乃治，阴阳离决，精气乃绝"的含义？

3.怎样理解五味入五脏的理论及其意义？

4.背诵

（1）阴者，藏精而起亟也……气立如故。

（2）凡阴阳之要，阳密乃固……阴阳离决，精气乃绝。

第三节　素问·藏气法时论（节选1）

目的与要求

1.熟悉五脏病愈、甚、持、起的时间规律，以及五行生克关系。

2.熟悉五脏对五味的苦欲补泻规律及其机制。

● **题解**

藏气，五脏之气，包括五脏的气化活动功能；法时，顺从四时的阴阳五行规律。篇中指出人体五脏的生理活动、病理变化以及五脏病的治疗，均与四时阴阳五行规律密切相关，故名"藏气法时论"。

【原文】

病在肝，愈于夏，夏不愈，甚于秋，秋不死，持于冬，起于春[1]，禁当风[2]。肝病者，愈在丙丁，丙丁不愈，加于庚辛，庚辛不死，持于壬癸，起于甲乙。肝病者，平旦慧，下晡[3]甚，夜半静。肝欲散，急食辛以散之，用辛补之，酸泻之。

病在心，愈在长夏，长夏不愈，甚于冬，冬不死，持于春，起于夏，禁温食热衣。心病者，愈在戊己，戊己不愈，加于壬癸，壬癸不死，持于甲乙，起于丙丁。心病者，日中慧，夜半甚，平旦静。心欲耎，急食咸以耎之，用咸补之，甘泻之。

病在脾，愈在秋，秋不愈，甚于春，春不死，持于夏，起于长夏，禁温食饱食湿地濡衣。脾病者，愈在庚辛，庚辛不愈，加于甲乙，甲乙不死，持于丙丁，起于戊己。脾病者，日昳[4]慧，日出甚[5]，下晡静[6]。脾欲缓，急食甘以缓之，用苦泻之，甘补之。

病在肺，愈在冬，冬不愈，甚于夏，夏不死，持于长夏，起于秋，禁寒饮食寒衣。肺病者，愈在壬癸，壬癸不愈，加于丙丁，丙丁不死，持于戊己，起于庚辛。肺病者，下晡慧，日中甚，夜半静[7]。

肺欲收，急食酸以收之，用酸补之，辛泻之。

病在肾，愈在春，春不愈，甚于长夏，长夏不死，持于秋，起于冬，禁犯焠[8]热食、温炙衣。肾病者，愈在甲乙，甲乙不愈，甚于戊己，戊己不死，持于庚辛，起于壬癸。肾病者，夜半慧，四季[9]甚，下晡静。肾欲坚，急食苦以坚之，用苦补之，咸泻之。

夫邪气之客于身也，以胜相加[10]，至其所生而愈[11]，至其所不胜[12]而甚，至于所生[13]而持，自得其位而起[14]；必先定五脏之脉，乃可言间甚之时，死生之期也。

【注释】

[1]愈、甚、持、起：一脏（肝）有病，由于藏气法时，四时五行之气互相更替，互为衰旺。因此，至所生（夏）而愈，至所不胜（秋）而甚，至生我（冬）而持，至主令之季（春）而起（即本段最后的归纳）。愈，向愈；甚，病加重；持，疾病僵持；起，有向好的转机。

[2]禁当风：肝属木，与风相通，易化风受邪，故肝病忌风（下面各脏类似）。

[3]下晡：指申时，即下午3~5点。古人一日两餐，早餐称朝食、早（蚤）食，在辰时（早上七至九时），晚餐称晡食，在申时。

[4]日昳：昳，日偏斜，又称"日昃"，指未时，即午后1~3时。

[5]日出甚：《脉经》《甲乙经》《千金方》均作"平旦甚"。林亿《新校正》："虽日出与平旦时等，按前文言木王之时，皆云平旦而不云日出，盖日出于冬夏之期有早晚，不若平旦之为得也。"平旦为天亮（寅时），日出则稍后于平旦（卯时）。

[6]下晡静：丹波元简注："据前后文例，当是云'日中静'。"

[7]夜半静：丹波元简注："据前后文例，当是云'日昳静'。"

[8]焠：焠，音翠，烧灼；焠，音哀，热甚。张介宾《类经·疾病类》："焠，烧爆之物也。肾恶燥烈，故当禁此。"

[9]四季：指一日中辰、戌、丑、未四个时辰，按脾寄旺四季的理论，为脾（土）旺的时辰。

[10]以胜相加：加，加临，即侵犯。邪气常于主令之时侵犯所胜（所

克）之脏而发病，如木克土，脾病在春季伤风邪，病情就会加重。

[11]至其所生而愈：张介宾注："我所生也，以时而言。"如木生火，肝病在属火之时节，病会向愈。

[12]其所不胜：指受病之脏被克之时，如肝病之于属金之时（金克木）。

[13]所生：指生我之脏主令之时。张志聪注："得所生之母气，而能支持也。"如肝病之于属水之时（水生木）。

[14]自得其位而起：起，指病情好转。指受病之脏当令之时（如肝病之于春季），病情可能好转。

【经文分析】

1. 五脏与四时的通应关系——天人相应的生理观

本篇提出"合人形以法四时五行而治"的理论，人形：指人体脏腑经络等组织及其功能。四时：概指一年之四（五）季、一月之干支（十天干）时日、一日之时辰等变化。其与五脏的关联关系如下表5。

表5　五脏对应五行四时

五行	木	火	土	金	水
五脏	肝	心	脾	肺	肾
四季	春	夏	长夏	秋	冬
时日	甲乙	丙丁	戊己	庚辛	壬癸
时段	平旦 （寅卯）	日中 （巳午）	日映四季 （辰戌丑未）	下晡 （申酉）	夜半 （亥子）

意义：脏应四时的观点，反映了《内经》对以五脏为中心的人体系统的生命节律的朴素认识，体现了五行学说的取象比类及其生克制化规律在医学领域的运用。对认识人体生命活动，指导临床辨证论治，均有重要意义。

2. 五脏病愈、甚、持、起时间的预测

由于脏腑之气顺应四时阴阳变化，而有盛衰的反应，因此，在四时阴阳发生变化时，五脏之气也会相应改变，于是导致五脏病会因此而表现为愈、甚、持、起的病势改变。其规律见表6。

表6　五脏病预后转归的时节、日、时辰规律

五脏	愈	甚	持（静）	起（慧）
肝	夏季、丙丁日	秋季、庚辛日、下晡	冬季、壬癸日、夜半	春季、甲乙日、平旦
心	长夏、戊己日	冬季、壬癸日、夜半	春季、甲乙日、平旦	夏季、丙丁日、日中
脾	秋季、庚辛日	春季、甲乙日、平旦	夏季、丙丁日、日中	长夏、戊己日、日昳
肺	冬季、壬癸日	夏季、丙丁日、日中	长夏、戊己日、日昳	秋季、庚辛日、下晡
肾	春季、甲乙日	长夏、戊己日、四季	秋季、庚辛日、下晡	冬季、壬癸日、夜半

五脏病"以胜相加"发病之后，具有"至其所生（我所生）而愈，至其所不胜而甚，至于所生（生我者）而持，自得其位而起"的发展变化规律，是对四季、时日、时辰对五脏疾病影响基本规律的总结。

掌握这一理论，对把握病情发展变化趋势，推测疾病预后转归，及时采取"已病防变"的措施以防止病情蔓延恶化，颇具实际意义。张仲景《伤寒论》"六经病欲解时"，《金匮要略》的"见肝之病，知肝传脾"等说，均是对这一理论的引申和发挥。

3. 五脏苦欲补泻

《内经》认为五味入五脏，可以补益五脏精气，但本篇却针对五脏病及五脏之性，提出应该根据五味之性来合理选取，以发挥药食治疗作用的理论（可结合治则治法中相关内容理解）。

（1）五脏精气亏虚，补之以所入五味

肝血不足——用白芍、五味子、酸枣仁、山茱萸等酸味药补之；

脾气虚弱——用党参、山药、莲子、大枣等甘味药补之；

肾精亏损——用鹿茸、龟板、紫河车等咸味药滋补之类。

（2）据五脏的喜恶特性分别施治

肝喜条达而恶抑郁，则常用柴胡、桔皮、佛手、香附、枳壳等辛味药疏肝理气，以顺其性。

脾喜冲和而恶积滞，则常用茯苓、白术、炒三仙、鸡内金等甘味药补中消食，以顺其气。

因此，本篇提出的五脏苦欲补泻原则是"顺其性为补，逆其性为泻"，如"肾苦燥，急食辛以润之"和"肾欲坚，急食苦以坚之"，这看似矛盾的

说法，其实在临床方剂配伍中却是非常常用，金匮肾气丸之用桂枝，知柏地黄丸之用知柏就是这个理论的应用，它针对的是肾的两种病理状态。

复习思考题

1.为什么治病必须"合人形以法四时五行"？

2.结合本篇内容，试述你对疾病转归的认识？

第四节　素问·六微旨大论（节选）

目的与要求

理解"亢则害，承乃制"的含义及意义。

题解

六：指风、火、热、湿、燥、寒六气；微旨：极精湛微妙的理论。由于本篇对六气运动变化的规律，从理论方面进行了深入的探讨与论述，为了强调这是一篇原则性很强、包罗广泛的篇章，故篇名为六微旨大论。

【原文】

愿闻地理之应六节气位[1]何如？岐伯曰：显明之右[2]，君火之位也；君火之右，退行一步，相火治之；复行一步，土气治之；复行一步，金气治之；复行一步，水气治之；复行一步，木气治之；复行一步，君火治之。相火之下，水气承之；水位之下，土气承之；土位之下，风气承之；风位之下，金气承之；金位之下，火气承之；君火之下，阴精承之。帝曰：何也？岐伯曰：亢则害，承乃制[3]，制则生化[4]，外列盛衰[5]，害则败乱，生化大病。

【注释】

[1]地理之应六节气位：地理，指的是大地气候变化之规律。六节，即天体运行的六个时段，每段包括四个节气。气位，指的是主气六步的

时间及方位。

［2］显明之右：显明，日出谓之显明。日出于东方之卯位、卯时，即二月春分节气。显明之右，是从卯至巳的方位及时间。

［3］亢则害，承乃制：六气偏亢（太盛）就会引起灾害，六气能相互顺奉（沿袭）而且能制约（不使偏盛），就为制（中和）的状态。张介宾《类经·运气》云："亢，盛之极也，制者，因其极而抑之也。"

［4］制则生化：六气间能够互相制约，自然万物就会有序地生化。

［5］外列盛衰：六气有序的盛衰变化，都有相应的征象表现于外。高士宗《黄帝素问直解》："外列盛衰者，盛已而衰，衰已而盛，四时之气可征也。"

【经文分析】

1. 六气的运转自右而左（退行）的规律

君火→相火→土气→金气→水气→木气→君火

见图3。

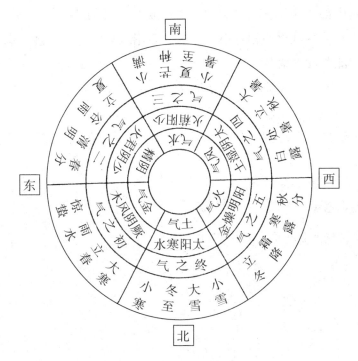

图3 六节气位

2. 六气所承之气

承制之意是指各气能克制在位主治之气，这是天地气交，互承互制以维系正常运转的关系。见表7。

表7 六气承制表

六气之位	下承之气
少阳相火	水气承之（水制相火）
太阳寒水	土气承之（土制水）
太阴湿土	风气承之（木制土）
厥阴风木	金气承之（金制木）
阳明燥金	火气承之（火制金）
少阴君火	阴精承之（阴精制君火）

3. "亢则害，承乃制"的理论及其临床意义

亢则害：六气亢盛，就会产生伤害的作用。承乃制：相互制约、相互促进。亢害承制理论是在阴阳五行学说基础上提出的具体理论，用以说明事物内部的阴阳五行关系处于相互制约、相互促进的正常动态平衡状态，从而维持事物的相对稳定。这一理论对分析人体生理、病理现象，指导治疗都有重要意义。

（1）生理上：各脏腑器官互相制约、相互依存。

（2）病理上：亢盛过极，平衡失调，是疾病产生的根本。

（3）治疗上：增强人体"承乃制"的力度，克服"亢则害"造成的损伤。

复习思考题

如何理解"亢则害、承乃制"？

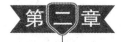

藏　象

藏象是中医理论的重要组成，它蕴藏着中医理论独特的世界观和方法论，藏象学说的形成是中医认识论发展的体现。藏象包括人体器官的基本结构（形质）、经络系统，以及维系脏腑功能的各种物质，这些物质我们都可以把它叫做"气"，而脏腑功能的联系、沟通与协调都是通过气的运行实现的。

脏腑经脉形体官窍的形态结构是指《内经》的解剖学，在这些结构和功能系统中，以五脏为中心，并逐层联系诸腑、经脉、形体、官窍等，于是形成了五脏（肝、心、脾、肺、肾）系统，各系统有各自的生理功能和特点。这五个系统都与自然界天地阴阳（四时）相联系，同时它们之间又互相联系，从结构、功能上相互影响、协调和配合，这就是人体藏象系统构成及功能的生理本质。

《内经》藏象理论的内容包括：形质藏象、系统功能藏象、神藏象、气藏象和应时藏象等。《内经》专论藏象的主要篇章有：《素问·灵兰秘典论》《素问·六节藏象论》《素问·五脏生成论》《素问·五脏别论》《素问·经脉别论》《素问·太阴阳明论》《素问·解精微论》《灵枢·经脉》《灵枢·本神》《灵枢·骨度》《灵枢·五十营》《灵枢·营气》《灵枢·脉度》《灵枢·营卫生会》《灵枢·决气》《灵枢·肠胃》《灵枢·平人绝谷》《灵枢·海论》《灵枢·五癃津液别》《灵枢·本脏》《灵枢·天年》《灵枢·阴阳二十五人》《灵枢·邪客》《灵枢·通天》《灵枢·卫气行》《灵枢·大惑论》等篇。

第一节　素问·灵兰秘典论

目的与要求

1.掌握十二官及其主要生理功能。

2.熟悉"十二官不得相失"及"主明则下安"的理论。

题解

灵兰：灵台、兰室相传是古代帝王藏书之所。秘典：珍重之辞，即秘藏之典籍。本篇讨论十二脏腑的功能、地位及相互关系，内容至关重要，值得珍藏秘传，故篇名"灵兰秘典"。

【原文】

黄帝问曰：愿闻十二脏之相使[1]，贵贱[2]何如？岐伯对曰：悉乎哉问也，请遂言之。心者，君主之官也，神明出焉。肺者，相傅之官，治节[3]出焉。肝者，将军之官，谋虑出焉。胆者，中正之官，决断出焉。膻中[4]者，臣使之官，喜乐出焉。脾胃者，仓廪之官，五味出焉。大肠者，传道之官，变化出焉。小肠者，受盛之官，化物出焉。肾者，作强之官，伎巧出焉。三焦者，决渎[5]之官，水道出焉。膀胱者，州都[6]之官，津液藏焉，气化则能出矣。

凡此十二官者，不得相失也。故主明则下安，以此养生则寿，殁世不殆[7]，以为天下则大昌。主不明则十二官危，使道[8]闭塞而不通，形乃大伤，以此养生则殃，以为天下者，其宗大危[9]，戒之戒之。

【注释】

[1]相使：使，联系，使用。这里指脏腑之间相互联系、相互为用的关系。

[2]贵贱：主要、次要。

[3]治节：治：顺，节：规律；指通过肺的协调功能，使脏腑治而

有节。

　　［4］膻中：即心包络。

　　［5］决渎：决，疏通；渎，沟渠。

　　［6］州都：同"洲渚"，为水中之小丘岛。这里代指水液聚集之处。

　　［7］殁世不殆：即始终没有危险。殁，通"没"，殁世，终身之义。殆，危险。

　　［8］使道：脏腑相使之道，即十二脏腑相互联系的通道。

　　［9］其宗大危：统治地位有倾覆之危。宗，指宗族、宗庙，这里指国家的统治地位。

【经文分析】

　　1. 十二脏腑的主要生理功能

　　本段采用类比法，用国家机构比拟十二脏腑的方法，论述了十二个脏器在人体的主要功能和地位，并从正反两方面阐明了十二个脏腑之间保持协调统一的重要性。

　　（1）心者，君主之官，神明出焉

　　（2）肺者，相傅之官，治节出焉

　　（3）肝者，将军之官，谋虑出焉

　　（4）胆者，中正之官，决断出焉

　　（5）膻中者，臣使之官，喜乐出焉

　　（6）脾胃者，仓廪之官，五味出焉

　　（7）大肠者，传道之官，变化出焉

　　（8）小肠者，受盛之官，化物出焉

　　（9）肾者，作强之官，伎巧出焉

　　（10）三焦者，决渎之官，水道出焉

　　（11）膀胱者，州都之官，津液藏焉，气化则能出矣

　　2. 十二脏腑之间的关系

　　（1）十二官不得相失

　　"十二官"是人体内十二个重要的脏器，它们在人的生命活动中发挥的作用和所处的地位虽不同，但它们的功能必须协调统一，即"不得相

失"，强调了内环境的重要性及生命活动的整体性。

（2）主明则下安

突出了心神的主导作用。在对脏腑功能活动的调节、控制过程中，心作为一身之主起着主导或指挥作用，主要体现在心主血脉、心主神明两个方面。

主不明（心的功能失常）则十二脏腑功能紊乱（气血障碍，阴阳偏差），造成形体受伤而得病。这种"主明则下安"的论点，对认识生理、病理、防病保健，以至临床实践都具有重要意义。

复习思考题

1. 如何理解心神在人体生命活动中的重要作用？
2. "十二官不得相失""主明则下安"的观点说明什么问题。
3. 背诵：心者，君主之官也……形乃大伤。

第二节　素问·六节藏象论（节选）

目的与要求

1. 掌握五脏的主要生理功能，以及与五体、五华及自然界四时阴阳的通应关系。

2. 掌握藏象的概念。

3. 结合藏象学说，理解"十一脏取决于胆"理论。

题解

六节：一年分为六个时间节段。藏象：藏于内部的脏腑及其表现于外部的征象。本篇先论"六节"的气候变化及其对人体和疾病的影响（未选），继而论人体藏象，故名。

【原文】

帝曰：善。余闻气合而有形，因变以正名。天地之运，阴阳之化，其于万物，孰少孰多，可得闻乎？岐伯曰：悉哉问也，天至广不可度，地至大不可量，大神灵问，请陈其方。草生五色，五色之变，不可胜视，草生五味，五味之美，不可胜极，嗜欲不同，各有所通。天食人以五气，地食人以五味。五气入鼻，藏于心肺，上使五色修明，音声能彰。五味入口，藏于肠胃，味有所藏，以养五气，气和而生，津液相成，神乃自生。

帝曰：藏象何如？岐伯曰：心者，生之本，神之变[1]也，其华在面，其充在血脉，为阳中之太阳，通于夏气。肺者，气之本，魄之处也，其华在毛，其充在皮，为阳中之太阴[2]，通于秋气。肾者，主蛰，封藏之本[3]，精之处也，其华在发，其充在骨，为阴中之少阴[4]，通于冬气。肝者，罢极之本[5]，魂之居也，其华在爪，其充在筋，以生血气，其味酸，其色苍，此为阳中之少阳[6]，通于春气。脾胃大肠小肠三焦膀胱者，仓廪之本，营之居也，名曰器，能化糟粕，转味而入出者也[7]，其华在唇四白[8]，其充在肌，其味甘，其色黄，此至阴[9]之类，通于土气。凡十一脏取决于胆也。

【注释】

[1]神之变：全元起本并《太素》作"神之处"。处，居处之意。律以下文"魄之处""精之处""魂之处"，此当作"神之处"。

[2]阳中之太阴："太阴"二字，《甲乙经》和《太素》均作"少阴"，肺当为阳中之少阴。

[3]肾者，主蛰，封藏之本：肾旺于冬，应冬气主闭藏，是人体封闭潜藏功能之根本，以维护人体精气固守而不妄泄。蛰，蛰虫，即冬眠蛰藏之虫，此喻肾气闭藏精气。

[4]阴中之少阴："少阴"二字，《甲乙经》和《太素》均作"太阴"，肾当为阴中之太阴。

[5]肝者，罢极之本：一从生理解，以"罢"通熊罴之"罴"，"罴"即熊之雌者，耐劳而多勇力，用以喻肝脏任劳勇悍之性。一从病理解，罢，音义同疲。极，《说文》云："燕人谓劳曰极"。罢极，即劳困之意。吴崑注："动作劳甚，谓之罢极。肝主筋，筋主运动，故为罢极之本。"

并参。

[6]阳中之少阳：前一"阳"字，《甲乙经》和《太素》均作"阴"，肝当为阴中之少阳。

[7]转味而入出者也：指六腑受纳水谷，化生精微，排泄糟粕的功能活动。

[8]唇四白：口唇四周的白肉，"四白"指口。

[9]至阴：春夏为阳，秋冬为阴，脾应长夏，由阳而至阴，故称至阴。至，到达。

【经文分析】

1."藏象"的含义

藏：居于体内的脏腑；象：脏腑反映于外的征象及脏腑自身的实质形象。张介宾："象，形象也。藏居于内，形见于外，故曰藏象。"故"藏象"的含义，既是指藏于人体内的各脏腑组织器官，又是指其显现于外所表现出的生理、病理征象，还包括了其与自然界通应的现象。"藏象"是中医认识人体生理活动的独特方法，是中医独特的生理学说。

2.五脏的主要生理功能

心者，生之本，神之变（处）。

肺者，气之本，魄之处。

肾者，主蛰，封藏之本，精之处。

肝者，罢（疲）极之本，魂之居。

脾、胃、大肠、小肠、三焦、膀胱者，仓廪之本，营之居。

3.五脏与体表五华、五体（五充）的通应关系

见表8。

表8　五脏通应五华、五体

五脏	心	肺	肾	肝	脾
五华	面	毛	发	爪	唇四白
五体	血脉	皮	骨	筋	肌

意义：①诊法上由五体、五华可诊断内脏的病变；②调治五脏以治疗五体、五华病变。

4.五脏与四时的通应关系

心：为阳中之太阳，通于夏气。

肺：为阳中之少阴，通于秋气。

肾：为阴中之太阴，通于冬气。

肝：为阴中之少阳，通于春气。

脾：为阴中之至阴，通于长夏（土）气。

意义：这是应时藏象理论，它不是将脏腑孤立于形体，更提出脏应四时，实现了人体与自然沟通交流的通路，体现了"五脏四时阴阳"整体观。

5.十一脏取决于胆

"凡十一脏取决于胆"是本篇所提出的独特理论。历代解释不一，有文献认为"十一"为"土"字之误，不确。李东垣认为"胆者少阳春升之气，春气升则万化安。故胆气春升，则余脏从之，所以十一脏皆取决于胆。"张介宾则提出"足少阳为半表半里之经，亦曰中正之官，又曰奇恒之腑，所以能通达阴阳，而十一脏皆取决乎此也。"

复习思考题

1.简述五脏的主要生理功能。

2.五脏与体表五华、五体有何通应关系？这一理论有何临床意义？

3.背诵：心者，生之本……凡十一脏取决于胆也。

第三节　素问·五脏别论

目的与要求

1.掌握脏和腑的不同功能和生理特点；"气口独为五脏主"的理论。

2.熟悉"魄门亦为五脏使"的理论及其临床意义。

3.了解脏腑的分类、"奇恒之腑"的内涵和特点。

◉ **题解**

别，另外。本篇论藏象学说，是在《六节藏象论》等专论各脏功能的篇章之外，概论脏腑的分类及其总的功能特点的篇章，故名。

【原文】

黄帝曰：余闻方士，或以脑髓为脏，或以肠胃为脏，或以为腑，敢问更相反，皆自谓是，不知其道，愿闻其说。岐伯对曰：脑、髓、骨、脉、胆、女子胞，此六者，地气之所生也。皆藏于阴而象于地[1]，故藏而不泻，名曰奇恒之腑。夫胃、大肠、小肠、三焦、膀胱，此五者，天气之所生也，其气象天[2]，故泻而不藏。此受五脏浊气[3]，名曰传化之腑[4]，此不能久留，输泻者也。魄门亦为五脏使[5]，水谷不得久藏。

所谓五脏者，藏精气而不泻也，故满而不能实。六腑者，传化物而不藏，故实而不能满也。所以然者，水谷入口则胃实而肠虚，食下则肠实而胃虚。故曰实而不满，满而不实也。

帝曰：气口[6]何以独为五脏主？岐伯曰：胃者，水谷之海、六腑之大源也。五味入口，藏于胃，以养五脏气，气口亦太阴也。是以五脏六腑之气味，皆出于胃，变见于气口，故五气入鼻，藏于心肺，心肺有病，而鼻为之不利也[7]。

凡治病，必察其下，适其脉，观其志意，与其病也[8]。拘[9]于鬼神者，不可与言至德[10]；恶于针石者，不可与言至巧[11]；病不许治者，病必不治，治之无功矣。

【注释】

[1]皆藏于阴而象于地：言禀受地之阴气所化，因而取象于地，有静而藏纳的特点。前后两"于"字为音节助词，无义。

[2]其气象天：言禀受天之阳气所化，因而取象于天，具有动而施泻的特点。

[3]此受五脏浊气：言腑接受五脏气化后的废物。浊气，与精气相对而言，指五脏代谢后的产物。

［4］传化之腑：谓传导化物之腑。

［5］魄门亦为五脏使：言肛门的功能也受五脏的支配。魄门，即肛门。使，使役，支配、制约之意。

［6］气口：指两手桡动脉的诊脉部位，又叫"脉口""寸口"。按脏腑经络学说，气口属于手太阴肺经的动脉，因此，下文有"气口亦太阴也"一句。张介宾《类经》注："气口之义，其名有三：手太阴肺，肺经脉也，肺主气，气之盛衰见于此，故曰气口；肺朝百脉，脉之大会聚于此，故曰，脉出太渊；其长一寸九分，故曰寸口；是名虽三，其实则一耳。"

［7］故五气入鼻，藏于心肺，心肺有病，而鼻为之不利也：张琦《素问释义》注："此与上文义不属，有遗脱者也。"备考。五气，指自然界的清气。《素问·六节藏象论》："天食人以五气"。

［8］凡治病，必察其下，适其脉，观其志意，与其病也：《太素·人迎脉口诊》作"故曰：凡治病者，必察其上下，适其脉候，观其志意，与其病能。"文义较通。张介宾《类经》注："适，测也。"

［9］拘：拘执。这里是迷信的意思。

［10］至德：至，极或最的意思。至德，这里引申为精确的医学理论。

［11］至巧：巧，技巧、技术。至巧，这里指针石治疗的技术。

【经文分析】

1.脏腑的分类及其依据

（1）脏（五脏）

脏的特点是藏于阴而象于地（实体性脏器），藏精气（神）而不泻，满而不能实。［属阴］

（2）腑（五腑，不包括胆。又称"传化之腑"）

腑的特点是其气象天（空腔性脏器），泻而不藏（受五脏浊气，传化物而不藏），实而不能满。［属阳］

（3）奇恒之腑（脑、髓、骨、脉、胆、女子胞）

奇恒之腑的特点

①外形似腑——多为空腔性脏器（非绝对）；

②功能似脏——藏于阴而象于地，藏而不泻（藏精气但不藏神）；

③多数无表里配合、经脉络属关系（课文未言及，胆除外）。

2. 脏腑的不同生理功能特点

（1）脏：藏（精气）而不泻，满而不能实。

（2）腑：泻（传化物）而不藏，实而不能满。

意义：病机上提示脏病多虚，腑病多实（非绝对）；养生治疗上提示必须注重保养五脏精气，而六腑则"以通为用"。

3. 腑脏关系

六腑"受五脏浊气"——腑输精于脏，腑传输排泄脏的代谢产物。提示：病机上脏腑虚实相关；治疗上脏实泻腑，腑虚补脏。

4. 魄门为五脏使

腑受五脏浊气，主传送输泻，魄门为传化之腑的末端，排泄浊气、浊物于体外，故谓其为"五脏使"。这一理论对调理五脏以治疗魄门的开启失常，或通过开启魄门以调理五脏病变，均有重要指导意义。

5. 气口独为五脏主

气口：又称"寸口""脉口"，为手太阴肺经的动脉（气口亦太阴也），是"独取寸口诊脉法"的诊脉部位。

手太阴肺经朝会百脉，主行营卫于五脏六腑，脏腑的生理病理情况通过手太阴肺经反映于气口。

手太阴肺经起于中焦胃，胃为水谷之海，六腑之大源，水谷精微由胃经肺输布滋养五脏六腑，故由气口脉可知滋养五脏六腑及胃气的有无盛衰。

6. 全面诊察

全面诊察的重要性。

诊治疾病必须取得病人的合作。

复习思考题

1. 脏和腑各有哪些不同的生理功能和生理特点？这一理论有何临床指导意义？

2. 为什么说"魄门亦为五脏使"？这一理论有何临床意义？

3. 为什么说"气口独为五脏主"？

4.背诵

（1）脑、髓、骨、脉、胆、女子胞……故实而不能满也。

（2）气口何以独为五脏主……变现于气口。

第四节　素问·经脉别论（节选）

> **目的与要求**
>
> 　　1.掌握饮、食精微在体内的输布过程。
>
> 　　2.熟悉"四时阴阳，生病起于过用"的发病观；"气口成寸，以决死生"的诊脉原理。
>
> 　　3.了解体质与发病的关系。

题解

　　本篇统论经脉的生理、病理，与《灵枢·经脉》等专论十二经脉起止走向内容不同，故以"别论"名之。

一、四时阴阳，生病起于过用

【原文】

　　黄帝问曰：人之居处动静勇怯，脉亦为之变乎？岐伯对曰：凡人之惊恐恚[1]劳动静，皆为变也。是以夜行则喘出于肾[2]，淫气病肺[3]；有所堕恐，喘出于肝[4]，淫气害脾[5]；有所惊恐，喘出于肺，淫气伤心[6]；度水跌扑，喘出于肾与骨[7]，当是之时，勇者气行则已，怯者则著而为病也。故曰：诊病之道，观人勇怯、骨肉、皮肤，能知其情，以为诊法也。故饮食饱甚，汗出于胃[8]；惊而夺精，汗出于心[9]；持重远行，汗出于肾[10]；疾走恐惧，汗出于肝[11]；摇体劳苦，汗出于脾[12]。故春秋冬夏，四时阴阳，生病起于过用，此为常也。

【注释】

[1] 恚（huì）：恨也、怒也。

[2] 夜行则喘出于肾：张志聪《黄帝内经素问集注》注："肾属亥子，而其主闭藏，夜行则肾气外泄，故喘出于肾。"

[3] 淫气病肺：淫气即气之妄行为逆者。张介宾《类经》注："肺肾为母子之脏，而少阴之脉上入肺中。故喘出于肾，则病苦于肺。"

[4] 有所堕恐，喘出于肝：张介宾《类经》注："有所堕坠而恐者，伤筋损血，故喘出于肝。"

[5] 淫气害脾：王冰注："肝木妄淫，害脾土也。"

[6] 有所惊恐，喘出于肺，淫气伤心：张介宾《类经》注："惊恐则神气散，肺藏气，故喘出于肺，心藏神，故淫气伤之。"

[7] 度水跌扑，喘出于肾与骨：张介宾《类经》注："水气通于肾，跌仆伤于骨，故喘出焉。"

[8] 饮食饱甚，汗出于胃：张介宾《类经》注："饮食饱甚，则胃满而液泄，故汗出于胃。"

[9] 惊而夺精，汗出于心：因惊恐而扰乱人之精神，心神外越，故汗出于心。

[10] 持重远行，汗出于肾：王冰《黄帝内经素问》注："骨劳气越，肾复过疲，故持重远行，汗出于肾也。"

[11] 疾走恐惧，汗出于肝：吴崑《素问吴注》注："肝主筋而藏魂，疾走而伤筋，恐惧则伤魂。肝受其伤，故汗出于肝。"

[12] 摇体劳苦，汗出于脾：张介宾《类经》注："摇体劳苦，则肌肉四肢皆动，脾所主也，故汗出于脾。"

【经文分析】

本段以喘、汗为例，论述了人体经脉血气受其居住环境、情志劳逸、体质等内外因素的影响，突出了体质与疾病发生的关系。

1. 体质与发病的关系

惊恐、恚劳、动静或饮食等是人们生活中不可避免的活动，正常情况下，它对人体没有危害，但如果超出了一定的度，或体质较弱，对刺激的反应超出了生理的耐受能力，诸多因素就会成为人体发病的外在条件，并有可能通过气机，或皮肤、经脉、气血等途径，引起脏腑功能失调，出现相应的病证。因此，本篇提出"勇者气行则已，怯者则著而为病"的观点，它强调了体质在发病过程中的重要意义，即病与不病，病之轻重，取决于人体的体质强弱。

2. 生病起于过用

这是中医病因学的重要观点，所谓"过用"即指超越常度。情志、劳逸、饮食、起居、气候环境、针药等过度，皆可成为致病因素，危害身体健康。《内经》将"过用"视为人体致病的基本原因，这种"生病起于过用"的观点不论对养生防病还是临床治疗，都有重要意义。情志精神是人生存与生活的基本表达，饮食、劳逸、环境更是人生存不可或缺的条件，因此，这些因素在通常情况下不但对人体无害，而且每个人都离不了，但如果这些因素超过了一定的度，它就会成为危害我们身体的重要发病因素。

从人与自然相应的养生观点来说，人体的各种疾病无不是过用的结果。因此，人类要注意生存的环境，个体的各种行为，包括饮食起居等，这些最普通的因素才是导致我们生病的重要原因。

二、水谷精微在人体中的吸收与输布过程

【原文】

食气入胃，散精于肝，淫[1]气于筋。食气入胃，浊气[2]归心，淫精于脉。脉气流经，经气归于肺，肺朝百脉[3]，输精于皮毛[4]。毛脉合精[5]，行气于府[6]，府精神明，留于四脏[7]。气归于权衡[8]，权衡以平，气口成寸[9]，以决死生。

饮入于胃，游溢精气，上输于脾，脾气散精，上归于肺，通调水道，下输膀胱。水精四布，五经并行[10]，合于四时五脏阴阳，揆度以为常也。

【注释】

[1]淫：淫，浸淫，此处为滋养濡润之意。

［2］浊气：指食气中的浓稠部分。

［3］肺朝百脉：倒装句，即"百脉朝会于肺"。言百脉中气血运行有赖于肺之调节。

［4］输精于皮毛：肺主皮毛，肺之精气充盈则输送于皮毛以滋润营养。

［5］毛脉合精：即气血相合。张介宾注："肺主毛，心主脉；肺藏气，心生血。一气一血，称为父母，二藏独居胸中，故曰毛脉合精。"

［6］行气于府：府，指经脉而言，即精气行于血脉之中。

［7］四脏：心肝脾肾。

［8］气归于权衡：言精气化为血气入于脉中，精气的输布要保持平衡的生理状态。

［9］权衡以平，气口成寸：肺朝百脉，诸脏气血平衡，变现于肺脉之气口而成为尺寸脉口，故切按寸口脉可察脏腑气血的虚实。气口，即"寸口"，又称脉口。

［10］水精四布，五经并行：指水液布散全身，上下内外，无处不到。水精，指水谷化生的津液。五经，五脏的经脉，此处泛指全身经脉。

【经文分析】

1. 食气入胃后的输布过程

食气入胃后，消化吸收，经两条通路输布，如下图4。

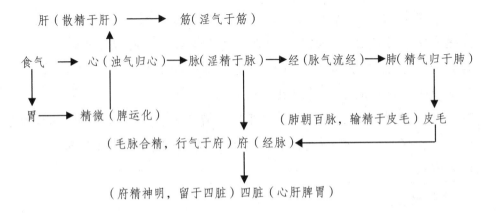

图4 食气入胃的消化吸收与输布

2.水饮入胃后在体内的输布过程

《内经》认为，水饮和食气的消化吸收过程以及输布是不同的，食气所化为血，为精气，水饮所化为津液。如图 5 所示。

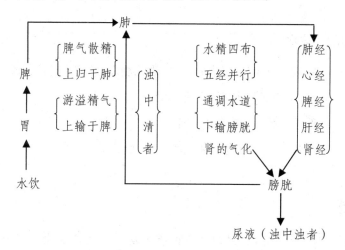

图5 水饮入胃的消化吸收与输布

意义：突出肺、脾、肾三脏在水液代谢中的重要作用，后世据此提出"肺为水之上源，肾为水之主，脾为水之制"；"水病以肺脾肾为三纲"的理论，对水液代谢失调疾病的治疗有重要指导意义。

3.气口成寸，以决死生

气口：手太阴肺经动脉。饮食水谷经胃的受纳、脾的运化，化生精微气血，上归于肺，并通过"肺朝百脉"的作用运行于经脉之中，营养五脏六腑、四肢百骸。五脏六腑之精气亦通过经脉朝会于手太阴肺经之气口部位，因此，察诊气口（寸口）脉象，即可知供养脏腑形身的胃气的有无盛衰，亦可知五脏六腑精气的盛衰强弱及其功能正常与否。

复习思考题

1.为什么"四时阴阳，生病起于过用"？

2.说明饮食气入胃后在体内的输布过程，并说明这一理论的临床意义。

3.结合《五脏别论篇》说明"独取寸口"诊脉法的诊病原理。

4.背诵：食气入胃……揆度以为常也。

第五节 素问·太阴阳明论

目的与要求

1. 掌握"阳道实，阴道虚"的理论观点；"脾为胃行其津液"的生理和"脾病而四肢不用"的病理。

2. 熟悉"脾不主时"的理论。

3. 了解太阴阳明的不同生理、病理特点。

● 题解

本篇讨论了足太阴脾、足阳明胃的生理功能、病理变化，以及脾胃的相互关系，故名曰："太阴阳明论"。

一、足太阴脾与足阳明胃在病因和发病机制上的差异

【原文】

黄帝问曰：太阴阳明为表里，脾胃脉也，生病而异者，何也？岐伯对曰：阴阳异位，更虚更实，更逆更从，或从内，或从外，所从不同，故病异名也。

帝曰：愿闻其异状也。岐伯曰：阳者，天气也，主外。阴者，地气也，主内。故阳道实，阴道虚[1]。故犯贼风虚邪者，阳受之；食饮不节，起居不时者，阴受之。阳受之则入六腑，阴受之则入五脏。入六腑则身热，不时卧，上为喘呼。入五脏则䐜满闭塞，下为飧泄，久为肠澼。故喉主天气，咽主地气[2]，故阳受风气，阴受湿气。故阴气从足上行至头，而下行循臂至指端；阳气从手上行至头，而下行至足。故曰：阳病者，上行极而下[3]；阴病者，下行极而上[4]。故伤于风者，上先受之；伤于湿者，下先受之。

【注释】

[1]阳道实，阴道虚：腑属阳，多为实；脏属阴，多为虚。即阳经腑病属阳多为实证，阴经脏病属阴多为虚证。

[2]喉主天气，咽主地气：喉司呼吸，故主天气；咽纳水谷，故主地气。

[3]阳病者，上行极而下：阳经的病邪先向上行至极点（头），再向下行。

[4]阴病者，下行极而上：阴经的病邪先向下行至极点（足），再向上行。

【经文分析】

1. 生理上——阴阳异位，互为表里

太阴（阴经）：（足太阴）从足上行至头而（手太阴）下行循臂至指端。脾（脏，阴）：属里，主内，通于地气。

阳明（阳经）：（手阳明）从手上行至头而（足阳明）下行至足。胃（腑，阳）：属表，主外，通于天气。

2. 病理上——生病而异

太阴、阳明为表里经，由于脏腑功能特点的不同，因此，生病而不同，本篇是通过对太阴、阳明的讨论，提出阳经（腑）病多实，阴经（脏）病多虚的论点。见表9。

表9　太阴、阳明为表里，生病而异

	病因	病机	病位	病候	传变情况
阳明（胃）	犯贼风虚邪，受风气	属阳，其病多实	由阳经入六腑	身热，不时卧，上为喘呼	上行极而下（伤于风者，上先受之）
太阴（脾）	食饮不节，起居不时，受湿气	属阴，其病多虚	由阴经入五脏	䐜满闭塞，下为飧泄，久为肠澼	下行极而上（伤于湿者，下先受之）

3. 阳道实，阴道虚

对以太阴脾为代表的五脏（及其络属的阴经），以阳明胃为代表的六腑（及其络属的阳经）生理病理特点的总结如下。

（1）生理：五脏（阴道）满而不能实（虚），六腑（阳道）实而不能满。

（2）病理：脏病以内伤精气为主，多虚；腑病以外感淫邪为主，多实。

二、胃与脾的生理功能以及它们之间的生理联系

【原文】

帝曰：脾病而四肢不用，何也？岐伯曰：四肢皆禀气于胃，而不得至经[1]，必因于脾，乃得禀也。今脾病不能为胃行其津液，四肢不得禀水谷气，气日以衰，脉道不利，筋骨肌肉，皆无气以生，故不用焉。

帝曰：脾不主时，何也？岐伯曰：脾者土也，治中央，常以四时长四脏，各十八日寄治，不得独主于时也。脾藏者，常著胃土之精也。土者，生万物而法天地，故上下至头足，不得主时也。

帝曰：脾与胃以膜相连耳，而能为之行其津液，何也？岐伯曰：足太阴者，三阴也，其脉贯胃属脾络嗌，故太阴为之行气于三阴。阳明者，表也，五脏六腑之海也，亦为之行气于三阳。脏腑各因其经而受气于阳明，故为胃行其津液。四肢不得禀水谷气，日以益衰，阴道不利，筋骨肌肉无气以生，故不用焉。

【注释】

[1]至经:《太素》作"径至"，于义为胜。

【经文分析】

1.脾胃的联系

（1）解剖部位：脾（脏，里）、胃（腑，表）以膜相连。

（2）经脉循行：脾脉贯胃络咽。

（3）生理功能：脾主为胃行其津液（饮食水谷精微）

胃为五脏六腑之海（四肢皆禀气于胃），脾主运化（胃气不得至经，必因于脾乃得禀也）二者协作，共同完成水谷的消化、吸收和输布，足太阴脾为阳明胃行气（水谷精微）于三阳，亦为之行气于三阴。

2.脾病而四肢不用

脾能为胃行其津液——胃之津液滋养四肢——四肢强健有力。

脾病不能为胃行其津液——四肢不得禀水谷气——气日以衰，脉道

不利，筋骨肌肉皆无气以生——四肢不用。

3. 脾不主时

脾者，土也，治中央（效法天地长养万物），常著（输布）胃土之精，常以四时长四脏，故上下至头足，不得独主于时，各（于四季末）十八日寄治。

（1）脾主长夏

脾运化水谷，化生气血，滋养四肢百骸、五脏六腑，如同自然界之土，得长夏湿气而能生长、滋养万物一样。

（2）脾不独主时，而旺于四季

脾虽不独主一时，但却一年四季，无时不主，任何脏腑组织器官在任何时令中，都不能离开脾胃所运化的水谷精气滋养。

故脾不主时，实际是无时不主，突出脾为后天之本的重要生理作用。

复习思考题

1. 如何理解"阳道实，阴道虚"。

2. 为什么"脾病而四肢不用"？

3. 为什么"脾不主时"？它与"脾主长夏"各说明什么问题？

4. 背诵

（1）阳者，天气也……阴受之则入五脏。

（2）四肢皆禀气于胃……不得主时也。

第六节　灵枢·本神

目的与要求

1. 掌握"精神魂魄意志思虑智"的含义；五脏与精气神的相应关系。

2. 熟悉"凡刺之法，先必本于神"的意义及养生保健的法则。

3. 了解情志过激伤神的病机；五脏虚实病变。

● 题解

本神：推求神的本源。本篇论神的概念、生成及其与五脏的关系，且篇首提出了"凡刺之法，先必本于神"，故名篇。

一、凡刺之法，先必本于神

【原文】

黄帝问于岐伯曰：凡刺之法，先必本于神。血脉营气精神，此五脏之所藏也。至其淫泆[1]离藏[2]则精失，魂魄飞扬，志意恍乱，智虑去身者，何因而然乎？天之罪与？人之过乎？何谓德、气、生、精、神、魂、魄、心、意、志、思、智、虑？请问其故。岐伯答曰：天之在我者德也，地之在我者气也[3]，德流气薄而生者也[4]。故生之来谓之精，两精相搏谓之神[5]，随神往来谓之魂，并精而出入者谓之魄，所以任物者谓之心，心有所忆谓之意，意之所存谓之志，因志而存变谓之思，因思而远慕谓之虑，因虑而处物谓之智。故智者之养生也，必顺四时而适寒暑，和喜怒而安居处，节阴阳而调刚柔，如是则僻邪不至，长生久视[6]。

【注释】

[1]淫泆：淫，水势溢满横流称淫；泆，水势奔放之意。淫泆在此是指七情太过，任意放恣之意。

[2]离藏：谓五脏所藏之精气神离散失守。

[3]天之在我者德也，地之在我者气也：张介宾注："人禀天地之气以生，天地者，阴阳之道也。《易》曰：'天地之大德曰生。'《宝命全形论》曰：'人生于地，悬命于天。'然则阳先阴后，阳施阴受。肇生之德本乎天，成形之气本乎地。故天之在我者德也，地之在我者气也。"

[4]德流气薄而生者也：言天德下流，地气上交（薄，交的意思），阴阳相错、升降相因，始有生化之机。所谓天有肇生之德，地有成形之气，即此之义。

[5]两精相搏谓之神：言父母精气相结合产生新的生命体。两精，父

母精气；相搏，相交的意思，神，生命活力。

[6]长生久视：指寿命延长，不易衰老之意。

【经文分析】

1. 神的概念

（1）指自然界事物的运动变化及规律

（2）对人体生命活动及现象的高度概括

（3）指人的精神、意识、思维、情志活动

2. 凡刺之法，先必本于神

神是人身之根本，是生命活力的表现，亦是生命活动的主宰，其重要性表现在通过对神志的观察，可以推断正气盛衰、病情轻重、预后吉凶等，故诊断治疗"先必本于神"。《针灸甲乙经》及马莳、张志聪注本均作"必先本于神"。

3. 精神魂魄意志思虑智的含义

（1）精：生之来（先天之精）——生命的来源和根本（构成生命的物质基础）。

（2）神：两精相搏（形成生命）——生命之活力。

精和神的关系：精是物质基础，神是生命活力（外在表现）。

（3）魂：随神往来——主知觉、有意识的动作、睡眠。

（4）魄：并精而入出——本能的感觉及动作。

魂与魄均是精神活动中有关感觉及反应的一部分，魂随神属阳，魄并精属阴。

（5）心：所以任物（心理活动，大脑的活动）——接受外界刺激并作出反应。

（6）意：心有所忆——对事物的表象认识（意念）。

（7）志：意之所存——形成明确固定的认识（深刻认识）。

（8）思：因志而存变——思考、思维。

（9）虑：因思而远慕——更深入的考虑、分析（推测估计未来可能发生的情况）。

（10）智：因虑而处物——形成处理事物的方案策略。

意志思虑智是精神活动中关于思维过程的另一部分，它们在心接受外界刺激的基础上，一环扣一环进行，是整个思维过程中的各个环节。

4.养生法则

（1）目的：保养精气神。

（2）方法

顺四时而适寒暑：顺应自然，外避虚邪贼风。

和喜怒而安居处：调适情志，起居有常。

节阴阳而调刚柔：节制房事以保持阴阳（刚柔）平衡。

二、情志过激的致病特点

【原文】

是故怵惕[1]思虑者则伤神，神伤则恐惧，流淫而不止[2]。因悲哀动中者，竭绝而失生[3]。喜乐者，神惮散[4]而不藏。愁忧者，气闭塞而不行。盛怒者，迷惑而不治。恐惧者，神荡惮而不收。

心怵惕思虑则伤神，神伤则恐惧自失。破䐃脱肉，毛悴色夭，死于冬。脾愁忧而不解则伤意，意伤则悗乱[5]，四肢不举，毛悴色夭，死于春。肝悲哀动中则伤魂，魂伤则狂忘不精，不精则不正[6]，当人阴缩而挛筋，两胁骨不举，毛悴色夭，死于秋。肺喜乐无极则伤魄，魄伤则狂，狂者意不存人[7]，皮革焦，毛悴色夭，死于夏。肾盛怒而不止则伤志，志伤则喜忘其前言，腰脊不可以俛仰屈伸，毛悴色夭，死于季夏。

恐惧而不解则伤精，精伤则骨酸痿厥，精时自下。是故五脏主藏精者也，不可伤，伤则失守而阴虚，阴虚则无气，无气则死矣。是故用针者，察观病人之态，以知精神魂魄之存亡得失之意，五者以伤[8]，针不可以治之也。

【注释】

[1]怵惕：怵，张介宾《类经》注："怵，恐也。惕，惊也。"

[2]流淫而不止：张介宾《类经》注："流淫，谓流泄淫溢，如下文所云恐惧而不解则伤精，精时自下者是也。"

[3]竭绝而失生：谓内脏之气竭绝而丧失生命。张介宾《类经》注："悲则气消。悲哀太甚则胞络绝，故致失生。竭者绝之渐，绝者尽绝无余矣。"杨上善《太素》注："人之悲哀动中，伤于肝魂，肝魂泪（通"阻"）竭，筋绝失生也。"

[4]惮散：惮，惊畏也；散，涣散也。惮散，形容神气耗散。

[5]悗乱：悗，同"闷"，烦闷；乱，胸膈苦闷烦乱。

[6]魂伤则狂忘不精，不精则不正：张介宾《类经》注："肝藏魂，悲哀过甚则伤魂，魂伤则为狂为妄而不精明，精明失则邪妄不正。"按：《脉经》《甲乙经》"忘"均作"妄"。"忘""妄"古通。

[7]意不存人：张介宾《类经》注："意不存人者，傍若无人也。"

[8]五者以伤：杨上善《太素》作"五脏已伤"。

【经文分析】

1.情志过激，先伤心神

"是故怵惕思虑则伤神……神荡惮而不收"整段说明情志所伤首先伤心，但由于情志伤是直接扰乱气机，因此，不同的情志由于其受脏腑功能升降出入等气机的不同影响，而表现为不同的病证，如伤于恐惧，则气下行，因而流淫不止；伤于悲哀，则气收，因而胞络绝，精气竭，故失生；伤于喜乐，则气涣散不收，神不能藏舍；伤于怒，则气上逆，故神迷惑不治。

2.既伤心神，亦伤他脏

"心，怵惕思虑则伤神……精时自下"由于情志内伤先伤精神，心神既伤累及形体，因此，情志内伤所表现出的形体组织症状很多，而且情志伤一脏既伤累及他脏，其传导效应甚广甚速，这些都是情志伤的病理病变特点。

3.伤神至伤形（精气）的过程

情志过激→伤神→伤五脏→精气亏损（阴虚）→化源枯绝（无气）→死（死于五行相克之时）；毛悴色夭→精血亏损枯绝，故死。这种思想也反映出情志伤的病变发展速度快，危害性较大。

4. 五者以伤，针不可治

最后，本篇呼应篇首"凡刺之法先必本于神"指出，许多疾病的治疗，必须以解除精神致病因素为主，精神意志不治，则徒用针药，亦即《素问·汤液醪醴论》所说"神不使"。

三、五脏藏五神及五脏虚实病候

【原文】

肝藏血，血舍魂，肝气虚则恐，实则怒。脾藏营，营舍意，脾气虚则四肢不用，五脏不安，实则腹胀经溲不利[1]。心藏脉，脉舍神，心气虚则悲，实则笑不休。肺藏气，气舍魄，肺气虚则鼻塞不利，少气，实则喘喝胸盈仰息[2]。肾藏精，精舍志，肾气虚则厥，实则胀，五脏不安。必审五脏之病形，以知其气之虚实，谨而调之也。

【注释】

[1]经溲不利：即二便不利。经，即"泾"，指小便。前溲指小便，后溲指大便。

[2]胸盈仰息：即喘促有声，胸部胀满，仰面呼吸。

【经文分析】

1. 五脏藏五神（五脏与气血精神的关系）

神藏象是藏象理论的重要组成，五脏通过自身藏舍的物质而实现对精神的藏舍，即五脏藏五神，因此，称五脏为神脏（六腑因不藏神，而称为形脏）。见表 10。

表 10　五脏藏五神

肺	肾	肝	脾	心
气	精	血	营	脉
魄	志	魂	意	神

2. 五脏虚实病候

五脏虚实既是精气的病变，又会影响到精神情志；同理，精神情志的失常，不仅会导致精神情志的病变，而且也会影响精气，而导致脏腑病变。见表11。

表 11 五脏虚实病候

	虚	实
肝	恐	怒
脾	四肢不用，五脏不安*	腹胀，经（泾）溲不利
心	悲	笑不休
肺	鼻塞不利，少气	喘喝胸盈仰息
肾	厥	胀，五脏不安*

* 脾虚和肾实均有"五脏不安"病候——强调脾（后天之本）和肾（先天之本）的重要性及对他脏的影响，对后世重视脾肾的学术思想有启发意义。

复习思考题

1.为什么"凡刺之法，先必本于神"？

2.说明你对"精神魂魄"等概念的理解，并从"意志思虑智"的含义说明思维的过程。

3.简述情志过激的致病特点。

4.说明五脏所相应藏舍的精气神。

5.背诵

（1）生之来谓之精……因虑而处物谓之志。

（2）肝藏血……实则胀，五脏不安。

第七节 灵枢·营卫生会

目的与要求

1.掌握营卫的生成、运行规律及性能；"夺血者无汗，夺汗者无血"的观点。

2.熟悉营卫的生成、运行规律及性能。

3.了解三焦之气的分布部位、功能及与营卫的关系。

● 题解

生会：即生成与会合。本篇主要内容是通过对营卫二气的生成、运行与会合的论述，阐明营气与卫气的生理作用、相互关系及其失常所出现的某些病证，所以篇名叫"营卫生会"。

一、营卫的生成、分布、功能及其运行规律

【原文】

黄帝问于岐伯曰：人焉受气？阴阳焉会？何气为营？何气为卫？营安从生？卫于焉会？老壮不同气，阴阳异位，愿闻其会。岐伯答曰：人受气于谷，谷入于胃，以传与肺[1]，五脏六腑，皆以受气，其清者为营，浊者为卫[2]，营在脉中，卫在脉外，营周不休，五十而复大会[3]。阴阳相贯，如环无端。卫气行于阴二十五度，行于阳二十五度，分为昼夜，故气至阳而起，至阴而止[4]。故曰：日中而阳陇为重阳，夜半而阴陇为重阴。故太阴主内，太阳主外[5]，各行二十五度，分为昼夜。夜半为阴陇，夜半后而阴衰，平旦阴尽而阳受气矣。日中为阳陇，日西为阳衰，日入阳尽而阴受气矣。夜半而大会，万民皆卧，命曰合阴[6]。平旦阴尽而阳受气，如是无己，与天地同纪。

【注释】

[1]以传与肺："以"，从《甲乙经》及王冰注《素问·平人气象论》引《灵枢》文作"气"。言水谷精气经脾气升散而上归于肺。

[2]清者为营，浊者为卫：清、浊，此指气的性质刚柔而言。阴气柔和为清，阳气刚悍为浊。

[3]五十而复大会：指营卫之气昼夜各在人身（经脉）循行五十周次后会合。

[4]气至阳而起，至阴而止：止谓睡眠，起谓醒寤，即醒来和入寐。张志聪《灵枢集注》注："气至阳，则卧起而张目，至阴则休止而目瞑。"

[5]太阴主内，太阳主外：张介宾《类经》注："太阴，手太阴也。太阳，足太阳也。内言营气，外言卫气。营气始于手太阴，而复会太阴，故太阴主内。卫气始于足太阳，而复会于太阳，故太阳主外。"

　　[6]夜半而大会，万民皆卧，命曰合阴：张介宾《类经》注："大会，言营卫阴阳之会也。营卫之行，表里异度，故尝不相值。唯于夜半子时，阴气已极，阳气将生，营气在阴，卫气亦在阴，故万民皆瞑而卧，命曰合阴。"

【经文分析】

1. 营卫的生成

水谷——（脾）胃——（心）肺 {
浊（水谷之悍气）——卫
清（水谷之精气）——营
}

2. 营卫的运行规律

（1）营卫的运行

营：水谷之清气，其性精专柔和——入行于脉中营周不休。

卫：水谷之浊气，其性剽悍滑利——不能入于脉，行于脉外。

（2）营气的运行

按十二经脉次序行于脉中，起于手太阴而终于手太阴，昼夜运行五十周次。（太阴主内）见图6。

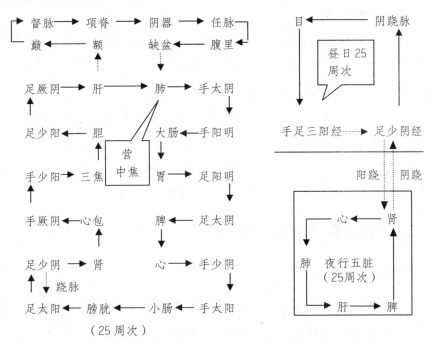

图6　营气运行图（据《灵枢·营气》）　图7　卫气运行图（据《灵枢·卫气行》）

（3）卫气的运行

昼行手足六阳经二十五周，起于足太阳而终于足太阳，夜由足太阳入足少阴再入五脏，行五脏二十五周，再于平旦自肾经足少阴出足太阳，行六阳经。（太阳主外）见图7。

（4）营卫之行与天同纪

见图8。

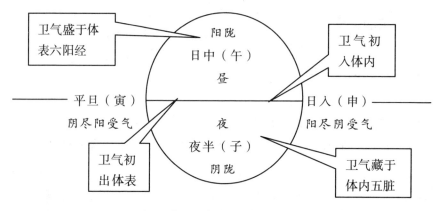

图8　营卫之行与天同纪示意图

3. 营卫的功能

营气，乃水谷之精气，行于脉中，属阴，有营养和化生血液的两个主要生理功能。《灵枢·邪客》云："荣（营）气者，泌其津液，注之于脉，化以为血，以荣四末，内注五脏六腑"。

卫气，乃水谷之悍气，行于脉外，属阳，有护卫肌表，防御外邪入侵，温养脏腑、肌肉、皮毛，调节控制腠理的开合、汗液的排泄的功能。《灵枢·本脏》云："卫气者，所以温分肉，充皮肤，肥腠理，司开合者也"。"卫气和，则分肉解利，皮肤调柔，腠理致密矣。"

二、营卫运行与睡眠的关系

【原文】

黄帝曰：老人之不夜瞑者，何气使然？少壮之人不昼瞑者，何气使然？岐伯答曰：壮者之气血盛，其肌肉滑，气道通，荣卫之行，不失其常，故昼精[1]而夜瞑。老者之气血衰，其肌肉枯，气道涩，五脏之气相抟[2]，其营气衰少而卫气内伐[3]，故昼不精，夜不瞑。

【注释】

[1]精：指精神清爽的意思。

[2]五脏之气相抟：抟（tuán），当作"搏"。谓五脏的功能不相协调。相搏，相互搏击，不相调和。

[3]营气衰少而卫气内伐：营气衰少，指营卫俱衰。卫气内伐，指卫气内扰而营卫运行紊乱。

【经文分析】

1. 卫气与寤寐的关系

$$
卫气\begin{cases}出行于阳（体表）——寤（精、醒）\\入行于阴（体内）——寐（瞑）\end{cases}
$$

2. 昼精夜瞑与昼不精、夜不瞑的机制

$$
少壮\begin{cases}气血盛，肌肉滑利\\气道通——营卫运行正常\end{cases}\quad\begin{array}{l}昼畅行于阳——精\\夜尽入于阴——瞑\end{array}
$$

$$
老者\begin{cases}气血衰，肌肉枯，气道涩\\五脏之气相搏，卫气内扰\end{cases}\quad\begin{array}{l}昼不全出于阳——营气衰\quad不精\\夜不全入于阴——少卫气\quad不瞑\end{array}
$$

三、营卫与三焦的关系

【原文】

黄帝曰：愿闻营卫之所行，皆何道从来？岐伯答曰：营出于中焦，卫出于下焦[1]。黄帝曰：愿闻三焦之所出。岐伯答曰：上焦出于胃上口，并咽以上，贯膈而布胸中，走腋，循太阴之分而行，还至阳明，上至舌，下足阳明，常与营俱行于阳二十五度，行于阴亦二十五度，一周也。故五十度而复大会于手太阴矣[2]。

黄帝曰：人有热饮食下胃，其气未定，汗则出，或出于面，或出于背，或出于身半，其不循卫气之道而出，何也？岐伯曰：此外伤于风，内开腠理，毛蒸理泄，卫气走之，固不得循其道。此气慓悍滑疾，见开而出，故不得从其道，故命曰漏泄[3]。

黄帝曰：愿闻中焦之所出。岐伯答曰：中焦亦并胃中，出上焦之

后[4]，此所受气者，泌糟粕，蒸津液，化其精微，上注于肺脉，乃化而为血，以奉生身，莫贵于此，故独得行于经隧，命曰营气。

黄帝曰：夫血之与气，异名同类，何谓也？岐伯答曰：营卫者，精气也，血者，神气也，故血之与气，异名同类焉。故夺血者无汗，夺汗者无血，故人生有两死而无两生[5]。

黄帝曰：愿闻下焦之所出。岐伯答曰：下焦者，别迴肠，注于膀胱而渗入焉；故水谷者，常并居于胃中，成糟粕而俱下于大肠，而成下焦，渗而俱下，济泌别汁，循下焦而渗入膀胱焉。黄帝曰：人饮酒，酒亦入胃，谷未熟而小便独先下，何也？岐伯答曰：酒者熟谷之液也。其气悍以清，故后谷而入，先谷而液出焉。黄帝曰：善。余闻上焦如雾，中焦如沤，下焦如渎，此之谓也。

【注释】

[1]营出于中焦，卫出于下焦：张介宾《类经》注："营气者，由谷入于胃，中焦受气取汁，化其精微而上注于肺，乃自手太阴始，周行于经隧之中，故营气出于中焦。卫气者，出其悍气之慓疾，而先于四肢分肉皮肤之间，不入于脉，故于平旦阴尽，阳气出于目，循头项下行，始于足太阳膀胱经，而行于阳分，日西阳尽，则始于足少阴肾经而行于阴分，其气自膀胱与肾，由下而出，故卫气出于下焦。"又云："卫气属阳，乃出于下焦，下者必升，故其气自下而上，亦犹地气上为云也。营本属阴，乃有中焦而出于上焦，上者必降，故营气自上而下，亦犹天气降为雨也。"按：《太素》《千金》并作"卫出上焦"，疑"下"字为"上"字之误。然《类经》之注，于理亦通。

[2]常与营俱行于阳二十五度，行于阴亦二十五度，一周也。故五十度而复大会于手太阴矣：张介宾注："上焦者，肺之所居，宗气之所聚。营气者，随宗气以行于十四经脉之中。故上焦之气，常与营气俱行于阳二十五度，阴亦二十五度。阴阳者，言昼夜也。昼夜周行五十度，至次日寅时复会于手太阴肺经，是为一周。然则营气虽出于中焦，而施化则由于上焦也。"

[3]漏泄：马莳《黄帝内经灵枢注证发微》注："此热饮食之气，

剽悍滑疾，见腠理之开，而遂出为汗，不得从卫气之道也，名之曰漏泄耳。"

［4］中焦亦并胃中，出上焦之后：言中焦输出营气的部位，在上焦之气的下面。胃中，指胃中脘；后，下也。

［5］人生有两死而无两生：两，指夺血、夺汗两者而言。有两死，谓既夺其血，又夺其汗，故为死症。无两生，谓夺血而不夺汗，夺汗而不夺血，尚有回生之机。

【经文分析】

1. 三焦的部位及功能

见表 12。

表 12　三焦部位与功能

	部位	功能
上焦	出胃上口，并咽以上，贯膈布胸中	如雾（输布）［心、肺］
中焦	并胃中，出上焦之后	如沤（腐熟、消化、吸收）［脾、胃］
下焦	别迥肠，注于膀胱而渗入	如渎（分别清浊，排泄废料水液）［肾、大肠、膀胱］

2. 三焦与营卫的关系

营出中焦，卫出下（上）焦［上焦——指由肺输布；下焦——指由肾经出行体表。］

3. 夺血者无汗，夺汗者无血

血之与气，异名同类；气血津液同源。

津液入于脉中则为血，在气的蒸腾下出于体表则为汗。故出汗过多则气耗血亏，失血则津枯气衰——夺血无汗，夺汗无血［无：没有，缺少（病机上）；不要（治疗上）］

《伤寒论》"衄家不可汗""疮家不可汗""亡血家不可发汗"均是对该理论的发挥。

复习思考题

1. 何气为营，何气为卫？两者的分布与会合怎样？

2. 试述中焦的功能?

3. 背诵: 人受气于谷……至阴而止。

第八节 灵枢·决气

目的与要求

1. 掌握六气虚衰不足的病候及其临床意义。

2. 熟悉"六气"的概念。

3. 了解六气"各有部主"及以"五谷与胃为大海"的理论。

题解

决:分别、辨别之意。本篇主要论述了将人体之气(主要是水谷精微之气)分为精、气、津、液、血、脉六种气,故以"决气"名篇。

一、"六气"的概念及其主要功能

【原文】

黄帝曰:余闻人有精、气、津、液、血、脉,余意以为一气耳,今乃辨为六名,余不知其所以然。岐伯曰:两神相搏,合而成形,常先身生,是谓精。何谓气? 岐伯曰:上焦开发,宣五谷味,熏肤,充身,泽毛,若雾露之溉,是谓气。何谓津? 岐伯曰:腠理发泄,汗出溱溱[1],是谓津。何谓液? 岐伯曰:谷入气满,淖泽[2]注于骨,骨属[3]屈伸,泄[4]泽补益脑髓,皮肤润泽,是谓液。何谓血? 岐伯曰:中焦受气取汁[5],变化而赤,是谓血。何谓脉? 岐伯曰:壅遏[6]营气,令无所避,是谓脉。

【注解】

[1]溱溱(zhēn):形容汗出很多状。

[2]淖(nào)泽:淖,满而外溢;泽,作濡润解。

[3]骨属：骨所附属的组织，指关节及所附属的部分。

[4]泄：同"润"。

[5]受气取汁：受气，此处"气"指水谷而言；取汁，即吸取水谷中的精华，是为生成血液的最基本物质。

[6]壅遏：阻挡，遏制。

【经文分析】

气，此处泛指构成人体，维持生命活动的基本物质，包括精、气、津、液、血、脉等。本文通过叙述六者的概念以说明其生成和生理功能。

1. 精：形成胚胎的原始物质——先天之精（狭义之精）。功能：构成形体，繁衍生命。

2. 气：指卫气。功能：温养、调控、防御作用。

3. 津：此以汗液论津液，以汗引出津的概念。津来源于水谷精气。功能：布散周身、充养组织；补充血液；生成汗液。

4. 液：源于水谷的液态物质，质地浓稠、主要分布在骨腔、颅腔等深在部位。功能：补充骨髓、脑髓；滋润骨骼、关节；润泽皮肤。

5. 血：来源于水谷精微，通过体内复杂的生理变化而成。功能：营养、滋润、维持生命活动。

6. 脉：血液运行的通道。功能：运行、约束血液。

二、"六气"不足病变表现

【原文】

六气者，有余不足，气之多少，脑髓之虚实，血脉之清浊，何以知之？岐伯曰：精脱者，耳聋[1]；气脱者，目不明；津脱者，腠理开，汗大泄；液脱者，骨属屈伸不利，色夭，脑髓消，胫酸，耳数鸣；血脱者，色白，夭然不泽，其脉空虚，此其候也。

【注解】

[1]精脱者，耳聋：脱，失去，此言虚之甚。

【经文分析】

脱，脱失，指"六气"的虚衰不足，与后世所言之"脱证"不同。文中缺"脉脱"病候，有认为"其脉空虚"为其病候。血行脉中，血虚则脉道不充，故"血脱"亦致"脉脱"。

意义：

（1）提示"六气"虚衰的诊候特征。如：耳聋——精虚；色白，夭然不泽——血虚。

（2）提示从补益"六气"入手治疗某些疾病。如耳聋补肾，目不明补气等。

[病案举例]

案例一："精脱者，耳聋"

崇川钱佳修，年七十二岁。耳鸣有年，欲求来复，其势诚难，但得稍缓，即已幸矣。其惟调理得宜，而日培根本乎。方用桂附八味丸一料，加灵磁石一两五钱，用西党参、嫩黄芪各六两煎膏代蜜为丸。每服四钱，清晨滚水送下。服此一料，耳鸣大减。

（《中医古籍珍稀抄本精选·竹亭医案》）

案例二："精脱者，耳聋""气脱者，目不明""液脱者，骨属屈伸不利，色夭，脑髓消"

商某，女，47岁，病历号：51.1.926；症状：近一年来，经期不准，忽前忽后，忽多忽少，本月来潮20余日未净，量多且有血块，背痛腰酸，头晕耳鸣，心跳气短，食欲不振，四肢无力。舌苔薄白，脉象虚弱。辨证：心肝脾虚，冲任失调；治法：补益肝脾，养血安神，调理冲任；方药：野党参10g，川续断、杜仲各6g，山萸炭15g，沙、白蒺藜各10g，炒远志10g，野於术6g，土杭芍10g，春砂仁5g，生熟地各10g，柏子仁10g，炙甘草5g，五味子、五倍子各6g，鹿角胶10g（另烊兑服）。

二诊：前方服4剂，血已渐少，食欲增，酸楚减，睡眠甚安，心跳头晕显著减轻，仍有少量血块。原方加玫瑰花、月季花各5g，再服4剂。

三诊：血已止，症状除，但昨日突然眩晕、恶心。检血压为10.7/8.0KPa（80/60 mm Hg），遂又心跳，仍是血不止之症，拟补虚养血法。党参10g，白薇

6g，沙、白蒺藜各 10g，远志 6g，狗脊 15g，野於术 5g，生龙骨、牡蛎各 10g（同打先煎），鹿角胶 6g（另烊兑服），阿胶珠 10g（另烊兑服），明天麻、芦菖蒲各 5g。

[**按语**] 时届更年之期，忽呈漏下之症，血气大伤，统摄无力，血不达于四肢则酸软倦怠，上不荣于头脑则头晕耳鸣。心血不足则气短心跳。肝不藏血，脾不统血，经期延绵 20 余日，心肝脾皆为掌管阴血之脏，治此三脏，当可恢复。

（《施今墨医案解读》）

三、"六气"源于"一气"

【原文】

黄帝曰：六气者，贵贱[1]何如？岐伯曰：六气者，各有部主[2]也，其贵贱善恶[3]，可为常主[4]，然五谷与胃为大海也。

【注释】

[1]贵贱：主要和次要之意。贵，是当令的意思。如春夏，肝木心火当令，为贵；秋冬，肺金肾水当令，为贵。反之，失时者，则为贱。

[2]各有部主：这里是指六气各有它们的分布部位和所主脏器。就分布部位来说，如气主于皮肤肌肉，津发于腠理，液淖于骨、滋于脑，脉之循于脏腑形身等等。就所主脏腑来说，如肾主精，肺主气，脾主津液，肝主血，心主脉等。

[3]善恶：善，是指六气相互资生的正常现象；恶，是指邪盛正虚、太过与不及。

[4]可为常主：谓六气各有所主的脏气和时令。因此，根据其生理病理现象，可以测知其所主脏腑的情况。

【经文分析】

1."六气"各有部主，不分贵贱

见表 13。

表 13　六气的部主与功能

六气	各有部主		不分贵贱
精	肾	主生殖	"六气"皆生命活动所必需的基本物质；其所主属的脏腑互相关联，互相资生制约；"六气"可以互相转化（精化气，津入脉为血，津液、气血均同源等）。
气	肺	温养，防御	
津	肺胃	滋润肌肤、补充血液	
液	肾	濡养关节，补益脑髓	
血脉	心（脾肝）	营养周身脏腑组织	

2."六气"源于"一气"

一气：胃中水谷之气。"六气"皆源于胃所摄入的水谷精微（精虽禀自先天，但亦赖后天水谷所充养）。其意义在于：体现《内经》重视"胃气"的学术思想。

复习思考题

1.说明"六气"的概念。

2.说明"六气"不足的病候及其机制。

3.如何理解"六气不分贵贱"和"六气源于一气"的观点？

4.背诵

（1）两神相搏……令无所避，是谓脉。

（2）精脱者，耳聋……其脉空虚，此其候也。

第三章

病 因 病 机

　　病因，即发病的原因。病机，即疾病发生、发展、变化及转归的机制。病因病机学说是阐释疾病发生的原因及其致病特点以及疾病发生、发展和转归规律的学说。《内经》认识病因是基于阴阳学说及天人相应的理论，认为外在自然气候的反常变化和内在情志的过度刺激，是导致疾病发生的两大重要致病因素，前者称为"六淫"，后者称为"七情"。六淫的共同特点是具有季节性、地域性。七情在一般情况下属于正常生理活动范围，只有突然、强烈、持久的情志刺激才能成为致病因素，七情致病的共同特点是引起气机紊乱。

　　《内经》把各种致病因素称为"邪气"，把人体对各种致病因素的防御能力称为"正气"，疾病的发生与否，取决于正邪两方的力量对比，认为"正气存内，邪不可干"（《素问遗篇·刺法论》）；"邪之所凑，其气必虚"（《素问·评热病论》）。强调了内因是发病的决定因素，外因是发病的重要条件的发病学观点。《内经》认为疾病是千变万化的，但其基本病变机制不外邪正盛衰、阴阳失调、升降失常等几个主要方面。这几个主要方面，不仅是《内经》研究、分析疾病变化机制的主要内容，而且也是后世认识疾病发生、发展与转归以及对病证辨证论治的理论依据。

　　《内经》涉及病因病机的篇章很多，主要见于《素问·生气通天论》《素问·玉机真脏论》《素问·至真要大论》《素问·举痛论》以及《灵枢·百病始生》等篇。

第一节　灵枢·百病始生（节选）

目的与要求

1.掌握"两虚相得，乃客其形"的发病观；"病生于阴"的机制及诊治疾病的基本法则。

2.熟悉疾病病因的分类及"病起于阴"、"起于阳"的发病途径；积证的病因及形成机制。

3.了解外邪由表入里的传变途径。

题解

百病：泛指多种疾病；始生：开始发生。本篇讨论疾病的病因及分类，提出中医发病学的独特观点，故名。

一、疾病的病因及外感病的发病机制

【原文】

黄帝问于岐伯曰：夫百病之始生也，皆生于风雨寒暑，清湿[1]喜怒。喜怒不节则伤脏，风雨则伤上，清湿则伤下。三部之气[2]所伤异类，愿闻其会。岐伯曰：三部之气各不同，或起于阴，或起于阳[3]，请言其方。喜怒不节则伤脏，脏伤则病起于阴也；清湿袭虚，则病起于下；风雨袭虚，则病起于上，是谓三部。至于其淫泆[4]，不可胜数。

黄帝曰：余固不能数，故问先师，愿卒闻其道。岐伯曰：风雨寒热，不得虚[5]，邪不能独伤人。卒然逢疾风暴雨而不病者，盖无虚，故邪不能独伤人。此必因虚邪之风[6]，与其身形[7]，两虚相得[8]，乃客其形，两实相逢[9]，众人肉坚。其中于虚邪也，因于天时，与其身形，参以虚实[10]，大病乃成。气有定舍，因处为名[11]，上下中外，分为三员[12]。

【注释】

[1]清湿：寒湿，指地之水湿邪气。清，寒也。

[2]三部之气：即伤于上部的风雨，伤于下部的水湿，以及伤于五脏中的喜怒邪气。

[3]阴、阳：指发病部位。阴，即里，体内。阳，即外，体表。

[4]淫泆：浸淫播散。淫，浸淫。泆，同"溢"，播散、泛滥之意。

[5]不得虚：没有遇到正气虚的机体。

[6]虚邪之风：泛指各种致病的异常气候。虚邪，虚风之邪，原指与时令风向相反的异常之风，如《灵枢·九宫八风》："风从其所居之乡来为实风，主生，长养万物。从其冲后来为虚风，伤人者也，主杀，主害者。"

[7]与其身形：侵入正气虚弱之机体。

[8]两虚相得：正气虚弱之机体，又遇到虚邪之风。两虚，正气虚弱之机体，外界异常之气候，即虚邪。

[9]两实相逢：正气充实之机体遇到正常之气候。两实，正气充实之机体，外界正常之气候，即实风。

[10]参以虚实：正虚之机体与盛实之邪气相结合。杨上善注："参，合也。虚者，形虚也。实者，邪气盛实也。"

[11]气有定舍，因处为名：邪气入侵伤人有一定的部位，根据邪犯的部位而确定病名。气，邪气。舍、处，邪留之处。因，凭借、根据。

[12]三员：即上、下、中三部。

【经文分析】

1.百病皆生于风雨寒暑，清湿喜怒

病因 {
风雨寒暑清湿——后世发展为六淫学说
喜怒——泛指七情过激
饮食劳倦房室——后世称不内外因
}

2.三部之气，所伤异类

三部：指人身之上、中（内）、下部。

三部之气：指伤人上中下部的不同邪气；异类：指人体的不同部位

（上中下部位）。

风雨寒暑（自天而降）——伤上　┐
　　　　　　　　　　　　　　　├ 伤外（体表）→病起于阳 ┐
清湿（自地而生）——伤下　　　┘　　　　　　　　　　　├ 上下中外分为三员
　　　　　　　　　　　　　　　　　　　　　　　　　　┘
喜怒（饮食房室劳倦）伤中（脏）病起于阴

意义：指出病因、病位之间"同气相求"（阴阳上下相应）关系，是病因分类和"审证求因"辨证方法的根据。

3. 两虚相得，乃客其形

阐明了外感病的发病机制。

虚邪贼风（风雨寒热）——外邪　　　┐
（不得身形之虚不能独伤人）　　　　├ 两虚相得，乃客其形——发病
身形之虚——体质（正气虚）　　　　┘　（参以虚实，大病乃成）

例证：

（1）卒然逢疾风暴雨而不病者，盖无虚，故邪不能独伤人；

（2）两实（实邪，正实）相逢，众人肉坚。

意义：阐明中医发病学基本观点，正气虚是发病的内在原因，邪气则是致病的重要条件，疾病的发生取决于邪正力量对比及斗争结果。（不要陷入内因决定论，强调一方而忽视另一方。）

[病案举例]

"两虚相得，乃客其形"

张某，症状：产后2个月，形寒身热，有汗不解，脘痞作痛，纳少泛恶，且又咳嗽，经行色紫，舌苔白腻，脉象左弦右滑。辨证：荣阴未复，重感新邪。治法：疏邪消滞，和中祛瘀。方药：炒黑荆芥钱半，清水豆卷四钱，赤茯苓三钱，金铃子二钱，光杏仁三钱，枳实炭一钱，茺蔚子二钱，带壳砂仁八分，炒谷麦芽各三钱，佛手八分。

二诊：形寒身热渐解，脘痞作痛，咳嗽则痛辄剧，纳少泛恶，小溲短赤，经行色紫。舌质红，苔薄腻，脉左弦右濡。产后营阴未复，外邪宿滞，挟肝气横逆，肺胃肃降失司。投机合度，仍拟宣肺化痰，理气畅中。嫩前胡半钱，赤茯苓三钱，川楝子二钱，象贝母三钱，仙半夏二钱，炒枳壳一钱，

延胡索一钱，茺蔚子三钱，川郁金钱半，光杏仁三钱，春砂壳八分，绛通草八分，台乌药八分，炒谷麦芽各三钱。

（《孟河丁甘仁医案》）

[**按语**]"两虚相得，乃客其形"，产后两月，荣阴未复，重感新邪，内停宿滞，脾胃为病。标邪正在弛张，不能见虚投补，姑拟疏邪消滞，和中祛瘀，邪去虚自复、正自安。

二、外邪由表入里的传变过程

【原文】

是故虚邪之中人也，始于皮肤，皮肤缓则腠理开，开则邪从毛发入，入则抵深，深则毛发立，毛发立则渐然，故皮肤痛。留而不去，则传舍于络脉，在络之时，痛于肌肉，其痛之时息，大经乃代[1]。留而不去，传舍于经，在经之时，洒淅[2]喜惊。留而不去，传舍于输，在输之时，六经不通四肢，则支节痛，腰脊乃强。留而不去，传舍于伏冲之脉，在伏冲之时，体重身痛[3]。留而不去，传舍于肠胃，在肠胃之时，贲响腹胀，多寒则肠鸣飧泄，食不化；多热则溏出糜。留而不去，传舍于肠胃之外，募原之间，留著于脉。稽留而不去，息而成积。或著孙脉，或著络脉，或著经脉，或著输脉，或著于伏冲之脉，或著于膂筋[4]，或著于肠胃之募原，上连于缓筋[5]，邪气淫泆，不可胜论。

【注释】

[1]大经乃代：代谓代络受邪。张介宾《类经》注："络浅于经，故痛于肌肉之间，若肌肉之痛时渐止息，是邪将去络而深，大经代受之矣。"

[2]洒淅：形容恶寒的状貌。

[3]体重身痛：冲脉为血海，邪留冲脉，则血气不能充溢于身形，故体重身痛。

[4]膂筋：张介宾《类经》注："膂，同吕，脊骨也。脊内之筋曰膂筋。"

[5]缓筋：即腹壁挟脐两旁之筋膜。

【经文分析】

外邪→皮肤→络脉→经脉→输脉（足太阳经）→伏冲之脉（太冲脉）→肠胃→肠胃之外，募原之间，留着于脉，息而成积（积之部位："或着孙脉……上连缓筋"）

意义：提示外邪伤人，由表入里，步步深入的传变过程，与伤寒六经传变、温病三焦传变、卫气营血传变等形式虽然不同，但机制一致。（正不胜邪，邪滞而不去），提示临床实践中要早治疗，预防内传。

三、积证的病状及其形成机制

【原文】

黄帝曰：积之始生，至其已成，奈何？岐伯曰：积之始生，得寒乃生，厥乃成积[1]也。

黄帝曰：其成积奈何？岐伯曰：厥气生足悗[2]，悗生胫寒，胫寒则血脉凝涩，血脉凝涩则寒气上入于肠胃，入于肠胃则䐜胀，䐜胀则肠外之汁沫迫聚不得散，日以成积。卒然多食饮，则肠满，起居不节，用力过度，则络脉伤。阳络伤则血外溢，血外溢则衄血；阴络伤则血内溢，血内溢则后血。肠胃之络伤，则血溢于肠外，肠外有寒，汁沫与血相搏，则并合凝聚不得散，而积成矣。卒然外中于寒，若内伤于忧怒，则气上逆，气上逆则六输[3]不通，温气不行，凝血蕴里[4]而不散，津液涩渗，著而不去，而积皆成矣。

【注释】

[1]得寒乃生，厥乃成积："厥"下《太素》有"上"字。杨上善《太素》注："邪得寒气入舍于足以为积始也，故曰得寒乃生也。寒厥：邪气上行入于肠胃以成于积也。"

[2]厥气生足悗：张介宾《类经》注："厥气，逆气也。寒逆于下，故生足悗，谓肢节痛滞不便利也。"

[3]六输：张介宾《类经》注："六经之输。"

[4]里：《针灸甲乙经》作"裹"，形近而误。

【经文分析】

1. 各种积证的病状

积的病症表现，文中未明确指出，但有肿（积）块是肯定的，此外，还可以有寒热、疼痛等表现，如《素问·举痛论》。

2. 积证的成因

（1）感寒——寒气上逆入腹——胃肠胀满
——迫聚肠外汁沫；

（2）饮食不节，起居失常，肠胃之络伤血
溢于肠外；

> 凝血蕴裹不散，津液涩渗，著而不去。

（3）卒然外中于寒或内伤于郁怒气逆，经输不通，阳气不行。

［**病案举例**］

古医书中记载有很多与"积"证相关的案例，试举一二。

1. 叶桂医案

王，骑射驰骤，寒暑伤形，皆令阳气受伤。三年来，右胸胁形高微实，初病胀痛无形，久则形坚似梗，是初为气结在经，久则血伤入络，盖经络系于脏腑外廓，犹堪勉强支撑，但气钝血滞，日渐瘀痹，而延癥瘕。怒劳努力，气血交乱，病必旋发，故寒温消克，理气逐血，仲景于劳伤血痹诸法，其通络方法每取虫蚁迅速走飞诸灵，俾飞者升，走者降，血无凝著，气可宣通，与攻积除坚，徒入脏腑者有间，录法备参末议。蟑螂虫、蟅虫、当归须、桃仁、川芎、生香附、煨木香、生牡蛎、夏枯草，用六曲末二两，加水稀糊丸，无灰酒送三钱。

（《古今名医案例赏析》）

［**按语**］肝之气滞血瘀，久而成积，治宜行气、活血、化瘀、软坚、散结。

2. 某妇，年三十余，症状：癥瘕起于少腹，渐长而上，当年长者稍软，隔年既硬如石，七年之间，上至心口，旁塞两胁。饮食减少，时觉昏愦，或昏睡不醒。脉虽虚弱，至数不数。辨证：癥瘕。治法：益气、活血、消瘀。方药：以自拟方"理中汤"，生黄芪三钱、党参二钱、於术二钱、生山药五钱、天花粉四钱、知母四钱、三棱三钱、莪术三钱、生鸡内金三钱，用水三盅，煎至将成，加好醋少许，滚数沸服，连服三十余剂，磊块皆消，惟最初所结之病根，大如核桃之巨者善在，加生水蛭一钱，服数剂痊愈。

（《张锡纯医案》）

[**按语**] 气虚血瘀而起癥瘕，活血化瘀之时必以补气为要。

四、"病生于阴"及诊治疾病的基本法则

【原文】

黄帝曰：其生于阴者，奈何？岐伯曰：忧思伤心；重寒伤肺；忿怒伤肝；醉以入房，汗出当风，伤脾；用力过度，若入房汗出浴，则伤肾。此内外三部之所生病者也[1]。

黄帝曰：善。治之奈何？岐伯答曰：察其所痛，以知其应，有余不足，当补则补，当泻则泻，毋逆天时，是谓至治。

【注释】

[1]此内外三部之所生病者也：本句系在补充论述"脏伤则病起于阴"的基础上，回应开篇"三部之气所伤异类"的总结语。

【经文分析】

1.病生于阴（脏伤则病起于阴）

（1）情志过激：忧思伤心（伤神）；忿怒伤肝。

（2）饮食起居失节：重寒（形寒饮冷）伤肺；醉以入房，汗出当风，伤脾。

（3）劳倦：用力过度，若入房汗出浴，伤肾。

系对前"三部之气，所伤异类"中"脏伤则病起于阴"的补充说明，提示了五脏病病机特点。

2.诊治疾病的法则

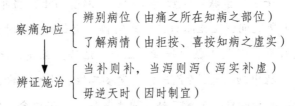

复习思考题

1．"三部之气，所伤异类"的具体情况如何？

2．本篇提出什么样的诊治法则？

3．简述积证的形成机制。

4．学习本篇后，谈谈您对正气和邪气在疾病发生过程中作用的认识。

5．背诵：风雨寒热，不得虚……大病乃成。

第二节　素问·举痛论（节选1）

目的与要求

1．掌握"百病皆生于气"的理论。

2．熟悉"九气"为病的病候和病机。

题解

本篇首举寒邪客于脏腑经脉所引起的多种疼痛为例，说明诊法在临床上的具体运用。继则对怒、喜、悲、思、惊、恐、寒、热、劳等九种病因引起正气失调的机制进行了论述。因本篇首论疼痛，故名篇。

百病生于气

【原文】

余知百病生于气也。怒则气上，喜则气缓，悲则气消，恐则气下，寒则气收，炅则气泄，惊则气乱，劳则气耗，思则气结，九气不同，何病之生？

岐伯曰：怒则气逆，甚则呕血及飧泄[1]，故气上矣。喜则气和志达，荣卫通利，故气缓[2]矣。悲则心系急[3]，肺布叶举[4]，而上焦不通，荣卫不散，热气在中，故气消矣。恐则精却[5]，却则上焦闭，闭则气还，还则下焦胀，故气不行[6]矣。寒则腠理闭，气不行，故气收^[7]矣。炅则腠理开，荣卫通，汗大泄，故气泄^[8]。惊则心无所倚，神无所归，虑无所定，故气乱矣。劳则喘息汗出，外内皆越^[9]，故气耗矣。思则心有所存，神有所归，正气留而不行，故气结矣。

【注释】

[1]呕血及飧泄：大怒伤肝，肝气上逆，血随气涌，故甚则呕血。肝气横逆，乘犯脾土，则为飧泄。

[2]气缓：有两义，即适度的喜能使气和志达，喜太过则气涣散不能收持。张介宾《类经》注："气脉和调，故志畅达，荣卫通利，故气徐缓。然喜甚则气过于缓而渐至涣散，故《调经论》曰：喜则气下。《本神》篇曰：喜乐者，神惮散而不藏。义可知也。"

[3]心系急：心系，指心与其他脏器相连系的络脉。急，拘急、牵引。

[4]肺布叶举：谓肺叶张大。

[5]恐则精却：肾在志为恐，肾主藏精，恐惧太过则耗伤肾精，故致精却。却，退却，精气衰退之意。

[6]气不行：林亿《新校正》云："当作'气下行'也。"又高世栻注："恐伤肾而上下不交，故气不行。不行者，不行于上也。恐则气下，以此故也。"

[7]气收：卫阳郁遏之谓。张介宾《类经》注："寒束于外则玄府闭密，阳气不能宣达，故收敛于中而不得散也。"

[8]气泄：热则汗出，气随汗泄，故称气泄。

[9]外内皆越：越，散越之意。指人体正气外内两方面消耗亏损。

【经文分析】

1.百病生于气

气是生命活动的基本物质又是生理功能的体现，各种原因影响到气，使气机失调，即可导致疾病。张介宾云："气之在人，和则为正气，不和则为邪气。凡表里虚实，逆顺缓急，无不因气而至，故百病皆生于气。"

2."九气"致病

（1）"九气"致病分类

寒、炅：《内经》常用寒热来代表六淫外邪的致病因素。

劳：属于内伤劳倦的致病因素。

喜、怒、悲、恐、惊、思：属于情志过度的致病因素。

（2）"九气"致病的机制及其症状

①怒则气上：怒伤肝，肝失疏泄——气逆，甚则呕血及飧泄。

②喜则气缓：喜伤心，心气涣散（气和志达荣卫通利）——气缓，心气缓散不收，神惮散而不藏，笑不休。

③悲则气消：悲则心系急，肺布叶举，而上焦不通，荣卫不散，热气在中（胸中之）——气消（散），干咳少痰，痰中带血或咯血，气短、易汗，喉痒，舌淡、咽红。

④恐则气下：恐则精却（退），却则上焦闭，闭则气还（于下焦），还则下焦胀——气下，伤精，下焦胀。

⑤寒则气收：寒则腠理闭，气不（外）行——气收（于里），恶寒微发热，无汗，脉浮紧。

⑥炅则气泄：炅则腠理开，荣卫通，汗大泄——气（随汗）泄，大汗，耗气伤津。

⑦惊则气乱：惊则心无所倚，神无所归，虑无所定——气乱，神志动荡不宁，心气散乱，举止无措。

⑧劳则气耗：劳则喘息汗出，外（汗出）内（喘息）皆越——气耗，喘息汗出，气随津泄。

⑨思则气结：思则心有所存，神有所归，正气留而不行——气结，心神凝聚等。

[**病案举例**]

"喜则气缓"

陈尚古《簪云楼杂说》云：先达李其性，归德府鹿邑人也，世为农家，癸卯获隽于乡，伊父以喜，故失声大笑。及春进士，其笑弥甚。历十年擢谏垣（提拔为谏院的官员），遂成痼疾，初犹间发，后宵旦不能休。大谏甚忧之，从容语太医院某，因得所授。命家人绐（骗）父云：大谏乃殁，乃父恸绝，几陨。如是者十日，病渐瘳。佯为邮语云：大谏治以赵大夫，绝而复苏。李因不悲，而笑症永不作矣。盖医者意也，过喜则伤，济以悲，而仍知。技进乎？进矣。

[按语]《素问·宣明五气论》篇说:"精气并于心则喜。"《素问·阴阳应象大论》说:"心,在志为喜,喜伤心,恐胜喜。"此因过喜则伤心,故济之以悲,是"实则泄其子"之法,亦即"医者意也"之谓。类似情况像历史上有名的范进中举后发疯,其岳父打了他一巴掌而后即缓解,与此案几乎雷同。

(《〈奇症汇〉释疑》)

3. 情志致病的发病及其特点

发病:其一,取决于情志活动的强度是否足够大,持续时间是否足够长;其二,取决于个体的耐受能力是否低于这一强度和时间。

特点:一是直接伤害内脏,导致脏腑气机紊乱而发病,而不同情志所伤之脏不同,其气机失调的表现也各异。二是常引起精神失常的病证。三是常改变病情。

4. 临证意义

（1）七情致病治重调气

[病案举例]

丹溪治一妇人,年十九岁,气实多怒不发,忽一日大发,叫而欲厥,盖痰闭于上,火起于下,上冲故也。与香附末五钱,甘草三钱,川芎七钱,童便、姜汁煎。又与青黛、人中白、香附末为丸,稍愈,后大吐乃安,复以导痰汤加姜炒黄连……当归龙荟丸。

(《古今医案按·七情·怒》)

[按语]此系郁怒伤肝,气郁痰结,痰火上扰,蒙闭清窍所致。证属实火,治疗当泻火调气涤痰,先祛其痰火,调其气机,继以凉肝豁痰,养心安神法而收效。

（2）运用五行学说,"以情胜情法"调七情

[病案举例]

案一:怒胜思

朱丹溪医案:一女许嫁后,夫经商二年不归,因不食,困卧如痴,无他病,多向里床睡,朱诊之,肝脉弦出寸口,曰此思男子不得,气结于脾,药难独治,得喜则解。不然,令其怒。脾主思,过思则脾气结而不食,怒属肝木,木能克土,怒则气升发,而冲开脾气矣。令激之,大怒而哭,至三时许,

又令解之，与药一服，即索粥食矣。朱曰，思气虽解，必得喜，庶不再结，乃诈以夫有书，旦夕且归，后三月夫果归，而愈。

（《古今名医案例赏析》）

[**按语**] 以情胜情，用属木之怒制属土之思，其理论依据是五行相克，木克土。

案二：恐胜喜

又闻庄先生者，治以喜乐之极而病者，庄切其脉，为之失声，佯曰：吾取药去。数日更不来，病者悲泣，辞其亲友曰：吾不久矣。庄知其将愈。慰之。诘其故，庄引《素问》曰：惧胜喜。

（《儒门事亲·九气感疾更相为治论》）

[**按语**]"喜则气缓"，过度的高兴，兴奋会使人精神散漫，注意力不集中，影响工作和学习，甚则心神恍惚，或嘻笑不休，状若癫狂。喜为心志，属火，恐为肾志，属水，水克火，通过适当的惊吓可以制约过度兴奋而引起的病证。

复习思考题

1.如何理解"百病皆生于气"？ 这一理论对后世有何指导意义？

2.试述"九气"致病的病机。

3.背诵：余知百病生于气也……思则气结。

第三节　素问·至真要大论（节选1）

目的与要求

1.掌握病机十九条。

2.熟悉探求病机的方法。

题解

本篇论五运六气的临床运用，因内容极为精深而重要，故名篇。节选经文论病机十九条。

一、审察病机的意义

【原文】

帝曰：善。夫百病之生也，皆生于风寒暑湿燥火，以之化之变[1]也。经言盛者泻之，虚者补之。余锡[2]以方士，而方士用之尚未能十全，余欲令要道必行，桴鼓相应[3]，犹拔刺雪污[4]，工巧神圣[5]，可得闻乎？岐伯曰：审察病机[6]，无失气宜[7]。此之谓也。

【注释】

[1]之化之变：风寒暑湿燥火，六气之常为化，六气之异为变，变则为邪，病由邪生，故曰："之化之变"。张介宾注："气之正者为化，气之邪者为变，故曰之化之变也。"

[2]锡：同"赐"，即赏赐，引申为"给"。

[3]桴（fú）鼓相应：以槌击鼓，槌到鼓响，比喻治疗收效很快而且显著，即药到病除。桴，击鼓之槌。

[4]拔刺雪污：拔去皮肤中之刺，洗去脸上之污渍，形容治疗正确，收效就容易。雪，洗涤。

[5]工巧神圣：意为通过四诊就能全面掌握病情，喻指医生四诊技术极为高明。《难经·六十一难》云："望而知之谓之神，闻而知之谓之圣，问而知之谓之工，切脉而知之谓之巧。"

[6]病机：疾病发生、发展与变化的关键。张介宾注："机者，要也，病变所由出也。"

[7]无失气宜：分析病情与治疗疾病，都不要违背六气主时的规律。气宜：六气主时之所宜。张介宾注："病随气动，必察其机，治之得其要，是无失气宜也。"

【经文分析】

病机：疾病发生、发展变化的机要。张介宾："机者，要也，变也，病变所由出也。"

没有掌握病机，虽知 { 百病多由六气所致（病因）但未能 / 补虚泻实的治法（治疗）} { 了解病变机制 / 把握疾病本质 } { 不能十全 / （疗效不佳） }

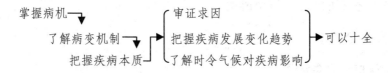

二、病机十九条

【原文】

帝曰：愿闻病机何如？岐伯曰：诸风掉眩，皆[1]属于肝。诸寒收引，皆属于肾。诸气膹（fèn）郁，皆属于肺。诸湿肿满，皆属于脾。诸热瞀瘛（mào chì），皆属于火。诸痛痒疮，皆属于心。诸厥固泄，皆属于下。诸痿喘呕，皆属于上。诸禁鼓栗，如丧神守，皆属于火。诸痉项强，皆属于湿。诸逆冲上，皆属于火。诸胀腹大，皆属于热。诸躁狂越，皆属于火。诸暴强直，皆属于风。诸病有声，鼓之如鼓，皆属于热。诸病胕肿，疼酸惊骇，皆属于火。诸转反戾，水液浑浊，皆属于热。诸病水液，澄澈清冷，皆属于寒。诸呕吐酸，暴注下迫，皆属于热。

故《大要》[2]曰：谨守病机，各司其属[3]，有者求之，无者求之[4]，盛者责之，虚者责之[5]，必先五胜[6]，疏其血气，令其调达，而致和平。此之谓也。

【注释】

[1]诸、皆：诸，此处作"多种"。皆，此处作"大多"，下同。

[2]《大要》：古医书名，已佚。

[3]各司其属：分别探索各种病症、体征在病位、病性等方面的归属，即外在证候与内在病机之间的必然联系。

[4]有者求之，无者求之：求，探求，辨识。有者求之，指有外邪者，当求其外感何邪。无者求之，指无外邪者，当求其内伤何因。此"之"，当指病因而言，与下文成连接关系。

[5]盛者责之，虚者责之：责，追求、推求之意。谓分析病证虚实的机制。

[6]必先五胜：五，五运五行之气。胜，更胜。即必须首先掌握天之

五气与人之五脏间的五行更胜关系。

【经文分析】

1. 病机十九条内容

如图 9 及图 10 所示。

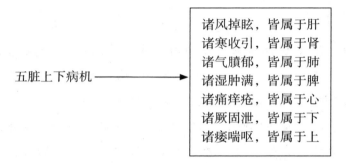

五脏上下病机 ——→

诸风掉眩，皆属于肝
诸寒收引，皆属于肾
诸气膹郁，皆属于肺
诸湿肿满，皆属于脾
诸痛痒疮，皆属于心
诸厥固泄，皆属于下
诸痿喘呕，皆属于上

图 9　五脏上下病机

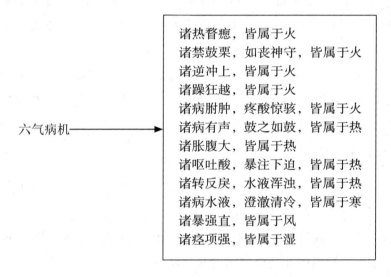

六气病机 ——→

诸热瞀瘛，皆属于火
诸禁鼓栗，如丧神守，皆属于火
诸逆冲上，皆属于火
诸躁狂越，皆属于火
诸病胕肿，疼酸惊骇，皆属于火
诸病有声，鼓之如鼓，皆属于热
诸胀腹大，皆属于热
诸呕吐酸，暴注下迫，皆属于热
诸转反戾，水液浑浊，皆属于热
诸病水液，澄澈清冷，皆属于寒
诸暴强直，皆属于风
诸痉项强，皆属于湿

图 10　六气病机

2. 具体病机

（1）五脏病机（5 条）

① 诸风掉眩，皆属于肝（肝风内动）

风：化风（内风）；掉：掉摇、震颤；眩：眩晕。

风气通于肝（木），肝藏血，主筋，开窍于目。

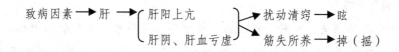

[**病案举例**]

一人手足振掉无休，已二年矣。脉涩无神，盖血枯而风乘之。扁鹊所谓风淫末疾也。宜养血祛风导痰。归身四两、茯苓一两、石斛三两、天麻四两、续断三两、秦艽三两、虎骨一对、橘红一两、山茱萸四两。

（《大方医验大成·瘨瘕》，摘自《历代名医医案精选》）

[**按语**] 经云："诸风掉眩，皆属于肝"，肝血不足，不能荣养筋脉，筋脉不能主持诸经，故手足震颤不宁。当归、茯苓、石斛、续断、山茱萸、虎骨补肝肾养血，强筋壮骨，秦艽、天麻息风，橘红、红花化痰行瘀，补中有通，痰瘀祛，精血复，风平动止。

②诸寒收引，皆属于肾（阳虚内寒）

寒：里寒；收引：拘急不舒

肾阳为诸阳之本，主温煦

肾阳虚 → 阳虚内寒 → 躯体失温养 →〔筋脉拘急 / 气血运行不畅〕→ 收引

[**病案举例**]

经行腰肢闪痛，呼吸不利，畏冷不能屈伸。奇经八脉交伤，姑以温通经络为治。当归身三钱、淡苁蓉二钱、小茴香一钱五分炒、杞子一钱五分炒、沙苑蒺藜二钱、鹿角霜八分。

（《南雅堂医案·调经门》，摘自《历代名医医案精选》）

[**按语**] 腰为肾之府。肾虚腰肢失养，又经行，血下注胞宫，虚上加虚，令腰肢闪痛。肾虚不能纳气，则呼吸不利；肾虚失于温养，奇经八脉交伤，则畏冷不能屈伸。方以鹿角霜、沙苑蒺藜、淡苁蓉、小茴香补肾固精，强筋壮骨，温通经脉，当归身、枸杞子养血滋阴。阳生阴长，肾旺筋骨壮，奇经八脉得养，诸症自愈。

③诸气膹郁，皆属于肺

膹：气逆喘急；郁：气机郁结。

肺病（肺主气之宣发肃降）→气失宣发肃降→气机郁滞上逆→胸闷喘咳

[病案举例]

蕲水县陈正夫，予母舅也。嘉靖戊申年二月伤寒，九日后胸中痞胀，小便少，大便不通。予闻，往问疾。时麻城一医，彭姓者，在作大柴胡汤下之。予察脉证，不可下，乃内病，中气不运，故上窍闭而下窍不通也。丹溪云：二陈汤加苍术、白术、升麻、柴胡，则大便润而小便长。与之一服而安。

（《万氏家传宝命歌拾·病案略》，摘自《历代名医医案精选》）

[按语]"诸气膹郁，皆属于肺"，痰湿闭肺，上窍闭故下窍塞，小便少，大便不通。二陈汤加苍术、白术，燥湿化痰、开窍。柴胡、升麻，升提中气，清者升，浊者降，一剂大便润，小便长。临证之妙，全在认证，证既明，立法用药，顺势而行。

④ 诸湿肿满，皆属于脾

湿：湿浊内蕴，水湿内停；肿，肿胀；满，痞满。

脾失健运（脾主运化）→{ 水谷精微不得转输 / 湿浊水液积聚 } →{ 湿——脘腹胀满 / 肿 }

[病案举例]

房兄，病后失调，面浮跗肿，腹膨食少，小水短涩，腰膝乏力。经言诸湿肿满，皆属于脾。然土衰必补其母，非命火不能生脾土。且肾为胃关，关门不利，故聚水。必得桂、附、参、术、炮姜、茯苓、车前、牛膝、砂仁、陈皮、山药为丸。一料而安。

陈，伤酒病单腹胀，诊其脉知脾阳虚，用葛花解醒汤加牛膝、枳椇子，腹宽展，能进食矣。后用参术健脾丸去炙草、大枣，加益智仁煨、砂仁壳。服愈。

（《类证治裁》）

⑤ 诸痛痒疮，皆属于心（血热郁结，血虚热扰）

心（属火主血）　血热——郁而生疮；血虚——疮疹
　　　　　　　心火（实）——红肿疼痛——心火（虚）——瘙痒

[病案举例]

一男子病口疮数年，上至口，中至咽，下至胃脘皆痛，不敢食热物。一涌、一泄、一汗，十去其九，次服黄连解毒汤，不十余日皆释。

（《儒门事亲》）

[**按语**] 口疮又叫口糜、口疳，临床常见有脏腑积热、阴虚火旺、中气不足三种证型，脏腑积热细分则有心火、胃热、肺热、膀胱移热小肠、三焦火盛等五种证型，当然临床上经常是很难细分的，因为常以胃热、心火为多见。本案例病口疮数年，口、咽、胃脘皆痛，则很可能除口腔有疳、糜之外，咽、食道、胃内壁都有疳、糜，如此则脏腑积热可谓深矣。现代疾病中的药物过敏如解热镇痛药、磺胺类药物过敏，也常见消化道黏膜溃疡糜烂，但不可能病"数年"。因此，本案例口腔的疼痛是口疮引起，咽痛是积热夹风邪。吐法、下法皆去其积热，汗法清散其邪风，后用黄连解毒汤清脏腑余热而安。

复发性口疮很难治，这里再介绍二法。王肯堂治口疮用人参、白术、干姜、茯苓之类，还用天麦冬、生熟地、石斛、升麻之类；薛立斋用四物汤加酒炒枳柏、玄参，还用补中益气汤加炮姜，或加附子，说明此症虚实完全不同，临床可作参考。

（《〈奇症汇〉释疑》）

（2）上下病机（2条）

① 诸厥固泄，皆属于下（下焦肝肾病变）

厥：气机逆，阻绝不通（阳气衰于下则为寒厥，阴气衰于下则为热厥）

固：干涸，二便不通；泄：泄利过度，大便泄泻或小便频多失禁；

下：指肝肾

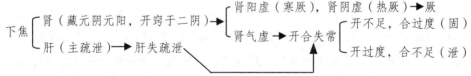

[**病案举例**]

某男，年三十有余，症状：常觉胆怯，有时心口或少腹瞤动后，须臾觉有气起自下焦，上冲胸臆，郁而不伸，连作呃逆，脖项发热，即癫狂唱呼。夹咽两旁内，突起若瘰疬，而不若瘰疬之硬。又有精气不固，无寐而遗。上焦觉热，下焦觉凉，脉左部平和，微嫌无力，右部直上直下，仿佛有力，而按之非真有力。辨证：肾气虚，上则厥而气逆，下则不固而陷。治法：益肾调气。方药：以自拟"龙蚝理痰汤"变通。清半夏四钱、生龙骨六钱、生牡蛎六钱、生赭石轧细三钱、朴硝二钱、黑芝麻二钱、柏子仁三钱、生杭芍三钱、陈皮二钱、茯苓二钱、山萸肉五钱。服数剂，诸病皆愈，惟觉短气，又投以自拟"升陷汤"加减。生箭芪三钱、知母三钱、桔梗一钱五分、桂枝尖二钱。服两剂而愈。因此证原有逆气上干，升麻柴胡能生大气，恐兼生逆气；桂枝则生大气，兼降逆气，故以代升柴。

（《张锡纯医案》）

[**按语**] 本病上则逆气夹痰上冲而呃逆、发热、喝呼、瘰疬；下则精关不固而遗精。皆由肾虚而为，上逆下陷，上热下凉，故治疗先平上逆之气，后升下陷之气。

② 诸痿喘呕，皆属于上（上焦肺胃病变）

痿：痿证，手足痿弱不用

上：指肺（主宣发肃降）、胃（水谷之海，胃气主降）

$$\left.\begin{array}{l}\text{肺热叶焦，不能输布水谷精微}\\\text{阳明热盛伤津，胃津亏少}\end{array}\right\}\!\!\rightarrow\text{四肢失养，痿弱无力}$$

肺失宣发肃降 → 肺气上逆 → 喘

└→ 引动胃气 → 胃气失降 → 呕

[**病案举例**]

有人内寒，暴泻如注，令食煨栗二三十枚，顿愈。肾主大便，栗能通肾。

（《本草纲目·果部第二十九卷·栗》，摘自《本草纲目医案探析》）

[**按语**]《内经》云："诸厥固泄，皆属于下""诸病水液，澄澈清冷，皆属于寒"（《素问·至真要大论》）肾居下焦，若肾阳虚，肠失温养而阴寒盛，则肠鸣暴泄清稀。治必温补。栗实，甘温，温肾补虚以主大便；培土实脾以利健运。《本草纲目》云栗实能益气，厚肠胃，补肾气。此寓食于药，简便效彰。

（3）六气病机（12条）

属火病机（5条）

①诸热瞀瘛，皆属于火

瞀：神识昏蒙；瘛：瘛瘲，即手足搐搦。

$$\text{火热熏迫}\left\{\begin{array}{l}\text{心神受伤（火气通心）——神志昏蒙}\\\text{热极动风（热伤津，引动肝风，筋脉失养）——搐搦瘛瘲}\end{array}\right.\!\!\rightarrow\left\{\begin{array}{l}\text{两证并见}\\\text{方为火证}\end{array}\right.$$

[**病案举例**]

吕某，男，9岁，初诊，症状：高热2日，头痛呕吐，四肢抽搐，颈项强直，角弓反张，昏不知人，经医院抽脑脊液检查，诊断为流行性脑脊髓膜炎，治疗2日未见好转，拟服中药，以冀万一。口紧未见舌苔，六脉细数无伦。辨证立法：热闭心包，引动肝风。治法：泻肝清热，辛香通窍，以复神志，姑拟清热镇惊通窍法治之。方药：全蜈蚣1条，酒杭芍10g，龙胆草2.5g，干蝎尾3g，西洋参3g（另炖兑服），黄菊花6g，首乌藤、白蒺藜各10g，白僵蚕、酒地龙各5g，大、鲜生地各6g，青连翘6g，双钩藤6g，炙甘草2.5g，另：麝香0.15g，西牛黄0.3g，羚羊角0.6g，研细末，分2次随药冲服。

二诊：昨日一昼夜尽1剂，夜间即见缓解，热势渐退，抽搐停止，但神识仍昏迷，喂药曾吐一次。前方去麝香、西牛黄、蜈蚣、干蝎尾、大生地、鲜生地。加郁金5g、夏枯草9g、节菖蒲3g、明玳瑁5g（打碎先煎），仍用羚羊角粉0.6g随药冲服。

三诊：前方连服2剂，体温恢复正常，神志清楚，但精神倦怠思睡。病邪乍退，正气未复之象。处方：北沙参10g，杭白芍6g，青连翘6g，黄菊花6g，白蒺藜10g，盐元参10g，大生地10g，双钩藤6g，焦远志5g，制首乌10g，寸麦冬5g，紫贝齿15g（打碎先煎）。

（《施今墨医案解读》）

[**按语**]：感染时疫，邪热炽燔，热盛风动，四肢抽搐；热入心包，神志昏迷，险象堪虑。

② 诸逆冲上，皆属于火

逆：气逆；冲上：（食物、血）上冲而出量多势急。

火热熏迫 ➡ （肺胃）气血上逆 $\begin{cases}\text{喘咳、呃逆——逆}\\\text{吐血、咯血；呕吐（喷射状）——冲上}\end{cases}$

[**病案举例**]

披县任某夫人，年五旬，症状：举家人口众多，因其夫在外，家务皆自操劳，恒动肝火。食后停滞胃中，艰于下行，且时觉有气挟火上冲，口苦舌胀，目眩耳鸣，恒有呃逆、呕逆，或恶心，胸膈烦闷，大便六七日行一次，或至服通利药始通，小便亦不顺利。脉左部弦硬，右部弦硬而长，一息搏近五至，受病四年，屡次服药无效。辨证：肝胆热盛，胃气失降。治法：降胃理冲，辅滋阴清火。方药：生赭石轧细两半，生怀山药一两，生杭芍六钱，玄参六钱，生麦芽三钱，茵陈二钱，生鸡内金黄色的捣二钱，甘草钱半，共煎汤一大盅，温服。每日服药一剂，三日后大便日行一次，小便亦顺利，上焦诸病皆减轻，再诊其脉，颇见柔和。遂将赭石减去五钱又加柏子仁五钱，连服数剂，霍然痊愈。

（《张锡纯医案》）

[**按语**] 此肝火与肝气相关，冲击胃腑，致胃腑之气不能下行传送饮食，久之胃气不但不能下行，日更转而上逆，是以有种种诸症。

③ 诸禁鼓栗，如丧神守，皆属于火

禁：口噤；鼓栗：鼓颌战栗；如丧神守：神志不能自主控制。

火热内炽 { 阳气遏郁不能外达——口噤、鼓颌战栗（火极似水，热极似寒）
熏灼心神——神识昏蒙失守

[**病案举例**]

程文囿医案：丹溪云：产后当以大补气为主，他证从末治之。言固善矣，然事竟有不可执者。乾隆乙巳仲夏，岩镇许静亭翁夫人病，延诊。据述：产后十二朝，初起洒渐寒冷，医投温散不解，即进温补，病渐加重，发热不退，口渴心烦，胸闷便秘。时值溽暑，病患楼居，闭户塞牖，诊脉弦数，视舌苔黄。告静翁曰："夫人病候，乃产后感邪，医药姑息，邪无出路，郁而为热。今日本欲用重剂清解，恐生疑畏，且与一柴胡饮试之，但病重药轻，不效，明日再为进步。"并令移榻下楼，免暑气蒸逼。朝视之，脉症如故，舌苔转黑，黑而润滑，病初即见，肾水凌心也。阳证舌黑，黑而焦干，热久才现，薪化为炭也。前方力薄，不能胜任，议用白虎汤加芩连，饮药周时，家人报曰："热退手足微冷。"少顷，又曰："周身冷甚。"静翁骇然，亦谓感系阴证，服此药必殆。予曰："无忧，果系阴证，服温补药效矣，否则昨服柴胡饮死矣，安能延至此刻？此即仲景所谓热深厥亦深也，姑待之。"薄暮厥回，复热烦渴，欲饮冷水。令取井水一碗与饮，甚快。予曰："扬汤止沸，不若釜底抽薪。"意予玉烛散下之。初服不动，再剂便解黑矢五六枚，热势稍轻，改用玉女煎数剂，诸侯悉平，调养经月而愈。

（《古今名医案例赏析》）

[**按语**]病初过服温药，以致于热郁于内、外现假寒，属真热假寒证，故以寒药下之。

④诸躁狂越，皆属于火

躁：躁动不安；狂：神识狂乱；越：举止失常越度。

$$火热内炽 \begin{cases} 熏灼心神——神志昏狂，行为失常越度 \\ 熏灼肢体——躁动不宁 \end{cases}$$

[**病案举例**]

姚心一，年近三旬。时热半月，人事不知，狂叫呼骂，不避亲疏，诸医束手，坐以待毙。其母寡居，独此一子，索治于余。细按脉象，左寸、关数而带滑。川黄连八分，羚羊角三钱，天竺黄一钱半，南星一钱（煨），石菖蒲八分，黑山栀一钱半，熟半夏二钱，加明矾八分、松萝茶六分。进药后，人事顿知，口吐痰涎盈碗，后渐调理收功。

（《寒热真假一百案》引《名医类案》）

[**按语**]：此热邪入里，痰火壅闭。当清心肝之火，佐以开窍豁痰，庶可图其转机。

⑤诸病胕肿，疼酸惊骇，皆属于火

胕：同"腐"。

$$火毒炽盛 \begin{cases} 熏灼血肉 \begin{cases} 痈肿溃疡 \\ 疼痛酸楚 \end{cases} \\ 扰动心神——惊骇 \end{cases}$$ 痈疽等局部红肿热痛或溃烂病证，伴神昏惊厥，为火毒炽盛之候。

又，胕：足背。一般足背肿胀，疼痛酸楚，害怕碰触患处而精神惶恐不安者，多属于火的病变，湿毒化火。

[**病案举例**]

一男子至夜目珠疼，连眉棱骨，及头半边肿痛，用黄连膏点之反甚，诸药不效，灸厥阴、少阳，疼随止，半日又作。月余，以夏枯草二两，香附二两，甘草四钱，为末，每服一钱半，清茶调服。下咽则痛减半，至四五服良愈矣。

（《历代名医医案精选》）

［按语］目珠疼痛，连及眉棱骨，头半边肿痛，肝开窍于目，且灸厥阴、少阳，痛止，知病在肝经，"诸病胕肿，疼酸惊骇，皆属于火"，病属肝火上炎，夏枯草、香附入肝经，泻肝火，清头目，清茶亦可平肝清头目，甘草缓急止痛。

火证的病机特点：

火性急暴——病情急重。

火性炎上——病势向上。

火气通于心——多见神志症状。

属热病机（4 条）

①诸胀腹大，皆属于热

湿热内结，气机不通——腹部胀满膨大

［病案举例］

牵牛酒治一切肚腹、四肢肿胀，不拘鼓胀、气张、湿胀、水胀等。有峨嵋一僧，用此治人得效，其人牵牛来谢，故名。用干鸡矢一升炒黄，以好酒三碗，煮一碗，滤汁饮之。少顷，腹中气大转动，利下，即自脚下皮皱消也。

（《本草纲目·禽部第四十八卷·鸡》，摘自《本草纲目医案探析》）

［按语］《内经》云："诸腹胀大，皆属于热"（《素问·至真要大论》）。鸡矢性寒，清热、燥湿、利小便，行瘀通滞。用酒以助行瘀、通滞之力。

注意：胀有寒热，本条须与其他热象并见，方可诊为热证。

②诸病有声，鼓之如鼓，皆属于热

有声：肠鸣作响；前"鼓"：叩击；后"鼓"：鼓响。

湿热积于肠胃 { 腹鸣有声
胃肠胀气——鼓之如鼓（本条病机及病候与上条相似，可互参）

③诸转反戾，水液浑浊，皆属于热

转：转筋；反：反张；戾：身体屈曲；水液：水样排泄物。

湿热蕴结于里 { 里气不舒 }
筋脉失养 } 转、反、戾
煎熬津液——水液浑浊

［病案举例］

症状：溲浊淋沥赤白，溺时管痛，湿胜于热则为白，热胜于湿则为赤。

辨证：热迫血分，湿郁下焦。治法：清肝火，渗湿热，佐去瘀精。方药：龙胆草钱半，粉萆薢三钱，细木通八分，黑山栀钱半，远志肉一钱，块滑石三钱，生草梢八分，粉丹皮钱半，琥珀屑三分半，淡黄芩钱半，川雅连三分，方通草八分。

[**按语**] 经云："诸转反戾，水液浑浊，皆属于热。"一则热迫血分，一则湿郁下焦，瘀精留浊中途，膀胱宣化失司，赤浊白浊所由来也。拟清肝火，渗湿热，佐去瘀精。

（《孟河丁甘仁医案》）

④ 诸呕吐酸，暴注下迫，皆属于热

暴注下迫：泻下如注，里急后重，急迫不舒。

$$湿热内聚，煎迫\begin{cases}胃腑——呕吐腐酸\\肠道——暴注下迫\end{cases}$$

[**病案举例**]

万历壬寅六月间，家君年五十三矣。患心口痛，呕食面黄，诊之，脉细弦数六至余。即灸气海、乳根各数壮，服补中益气汤加吴萸、姜炒黄连、山栀，二三十帖。又以四君加减补脾，遂愈。明年天旱，家贫车厔力罢，复吐酸如前，两服前剂及八味丸而安。

（《慎柔五书·医案第五》，摘自《历代名医医案精选》）

[**按语**] 心口痛，即今之胃脘痛。胃痛不食，呕吐酸水，乃肝胃虚寒。所谓曲直作酸。药用参、术、苓、甘、干姜、吴茱萸暖肝温胃。又《素问·至真要大论》云："诸呕吐酸，暴注下迫，皆属于热"，故佐用姜炒山栀以清热，惟恐清泄太过，山栀用姜炒以缓其寒凉之性。

热证（实热证）的病机特点：

热性弥散；

腑病为多；

多湿热互结。

属风病机（1条）

诸暴强直，皆属于风

肝阴不足或肝阳上亢 ⎫
热极伤津 ⎬ 筋失所养 → 化风（内风）
阴血亏少 ⎭ ⎫
风邪外侵——骨节、经络、筋肉拘急不舒 ⎭ → 暴强直

注意：与"诸风掉眩，皆属于肝"的联系。

[病案举例]

顾京一，年三十二岁，患中风，半身不遂，臂如角弓反张，二陈加麦冬、川芎、当归各一钱，天麻、羌活、黄连姜汁炒、黄芩各七分，荆芥、乌药各五分。疏肝气，养肝血，清肝火，数十帖而愈。

（《名医类案·中风》）

[按语] 风痰阻络，故半身不遂，角弓反张。二陈汤化痰，天麻、荆芥、羌活祛风息风，麦冬、当归滋阴养血柔筋，行气血，黄连、黄芩泄热清火。

属寒病机（1条）

诸病水液，澄澈清冷，皆属于寒

澄沏清冷：水样排泄物无色，质稀淡，味腥或无味。

阳虚里寒 ⎫ 气化蒸腾功能低下气不化水 → 排泄物澄澈清冷
外寒遏郁阳气 ⎭ （本条与"诸转反戾，水液浑浊，皆属于热"相对）

[病案举例]

岳美中医案：1971年治国外一老年患者，患前列腺肥大，脑动脉硬化，震颤麻痹，尿线变细有分叉，排尿困难，溺色清，无尿路刺激症状，脉稍数无力。辨证：肾阳虚衰，膀胱不利。治法：补阴配阳、化气行水为主，佐益气通络。方药：投《金匮》肾气丸改汤剂，加黄芪、地龙、橘络治之。服4剂，溺及通畅，排尿次数减少，精神体力改善。15剂后，大见起色，排尿趋于正常，气力倍增，步态渐正。

（《古今名医案例赏析》）

[按语] 属相火已衰，肾阳已虚，气化不行，下焦排泄功能减退，肾虚则子盗母气，合肺气不足；气血流行不畅，造成筋肉失养，故有小腿无力，行步不正等中风先驱症状。

属湿病机（1条）

诸痉项强，皆属于湿

痉：项背强急不舒，甚则角弓反张的一种病证。

$$湿阻经输 \rightarrow 筋脉失养 \rightarrow 躯体强急不舒 \rightarrow 痉、项强$$

注意：痉病不一定因于湿，亦可由风、热等所致。

[**病案举例**]

有人患此（项强筋急不可转侧），自午后发，黄昏时定。予谓此必先从足起。足少阴之筋自足至项。筋者肝之合。今日中至黄昏，阳中之阴，肺也。自离至兑，阴旺阳弱之时。故灵宝毕法云：离至乾，肾气绝而肝气弱。肝、肾二脏受邪，故发于此时。予授此（用宣州木瓜二个取盖去瓤，没药二两，乳香二钱半，二味入木瓜内缚定，饭上蒸三四次，烂研成膏。每用三钱，入生地黄汁半盏，无灰酒二盏，暖化温服）及都梁丸服之而愈。

（《本草纲目·草部第三十卷·木瓜》，摘自《本草纲目医案探析》）

[**按语**]肝主筋。少阴之筋从足至项。故肝肾受邪可致项强筋急。"伤于风者，上先受之"（《素问·太阴阳明论》），"诸痉项强，皆属于湿"（《素问·至真要大论》），故本案多与风、湿有关。方中木瓜，气味酸温。功能和中祛湿，舒筋活络。乳香、没药活血行滞，血行风自灭。生地、无灰酒补肾、活血。都梁丸（白芷）温散，祛风止痛。诸药合用，祛风湿，舒筋脉，行气血，止疼痛，故有较好疗效。

3. 掌握病机的方法

"无失气宜""必先五胜"：根据五行更胜规律辨明五运六气的司值胜复和五脏六腑的盛衰乘侮，从人与自然及人体脏腑整体性上作出全面的分析判断。

"有者求之"：指出现病机十九条所述证候，究其何以有这些证候，机制何在？

"无者求之"：指有该病机，但无所列证候（或有其所未列出的证候），究其何以无，是病变的特殊性？还是病机判断的错误？还是诊察的遗漏？"盛者责之"：意谓对于实证，要辨明何邪盛及其邪实之机。

"虚者责之"：则是对于虚证，要辨明何气虚及其正虚之理。

此外，文中还提出"谨守病机，各司其属"，揭示以病机为纲分析归类临床症状，要具体情况具体分析，不可泥守一端。如相同或相似的症状，可有不同的病机，十九条中，"掉眩""收引""暴强直""痉项强""转反戾""瘛瘲"均为筋脉拘挛、强急、抽搐之症,其病因病机就各有肝、肾、风、湿、热、火的所属;反之,不同的症状,其病因病机则可基本相同,如"瘛瘲""禁鼓栗""躁狂越""胕肿""疼酸惊骇""逆冲上"等证,均由火邪所致。这些范例为临床辨证论治既奠定了理论又提供了方法。

复习思考题

1. 列出病机十九条的原文并分析各条病机的具体机制。

2. 如何才能正确分析病机?

3. 比较说明"属火"和"属热"病机的不同证候特点。

4. "病机十九条"有何临床意义?

5. 背诵:"病机十九条"原文。

第四节　素问·调经论(节选)

> **目的与要求**
>
> 1. 掌握外感内伤所致气血、表里、寒热的阴阳虚实病机。
>
> 2. 熟悉"守经隧"的针治疾病法则。
>
> 3. 了解"五有余,五不足"的病候和针治方法;针刺补泻手法。

● 题解

调,调理、调治。经,经脉。经脉为人体气血运行通道,内连五脏六腑,外络四肢百骸。凡外邪伤人,可通过经脉影响脏腑肢节;脏腑肢节的病变,也可以波及经脉。调治经脉能医百病,故名。

一、调治经络的机制

【原文】

黄帝问曰：余闻《刺法》言，有余泻之，不足补之，何谓有余？何谓不足？岐伯对曰：有余有五，不足亦有五，帝欲何问？帝曰：愿尽闻之。岐伯曰：神有余[1]有不足，气有余有不足，血有余有不足，形有余有不足，志有余有不足。凡此十者，其气不等也。

帝曰：人有精气津液，四肢九窍，五脏十六部[2]，三百六十五节，乃生百病，百病之生，皆有虚实，今夫子乃言有余有五，不足亦有五，何以生之乎？岐伯曰：皆生于五脏也。夫心藏神，肺藏气，肝藏血，脾藏肉，肾藏志，而此成形。志意通，内连骨髓，而成身形五脏。五脏之道，皆出于经隧，以行血气。血气不和，百病乃变化而生，是故守经隧焉。

【注释】

[1]神有余：皇甫谧《甲乙经》作"神，有有余"，与下文"血有余""形有余""志有余"均同。

[2]十六部：张志聪《黄帝内经素问集注》注："十六部者，十六部之经脉也。手足经脉十二，跷脉二，督脉一，任脉一，十六部脉。"

【经文分析】

1.提出神、气、血、形、志有虚实

（1）有余有五，不足有五

神（心）、气（肺）、血（肝）、形（肉、脾）、志（肾）均有"有余"和"不足"，神气血形（肉）志代表相应五脏，故本篇主旨为论五脏之有余、不足。有余为实，不足为虚。

（2）五脏之道，皆出于经隧

经隧：大经脉（大络脉），经脉运行气血，五脏通过经脉而与表里内外沟通。

（3）针治疾病必须"守经隧"

五脏之道，皆出于经隧，以行血气，血气不和，百病乃变化而生，故"守经隧"焉。"守经隧"：守，遵循；经隧，经脉。即根据经脉的变化，调治疾病（百病）。

2. 调治经络的意义

（1）五脏为中心，经络是通道，通过它的联属，人体构成一个有机整体。

（2）邪气由浅入深的发病过程中，经络是重要一环。《素问·皮部论》说："邪客于皮肤则腠理开，开则邪入客于络脉，络脉满则注于经脉，经脉满则入舍于腑脏也。"

（3）治疗采用针刺"有余泻之，不足补之"，既调治经络，又可调治脏腑虚实，可使阴阳平衡协调。

二、五脏系统虚实病证及针刺方法

【原文】

帝曰：神有余不足何如？岐伯曰：神有余则笑不休，神不足则悲。血气未并，五脏安定，邪客于形，洒淅起于毫毛，未入于经络也，故命曰神之微[1]。帝曰：补泻奈何？岐伯曰：神有余，则泻其小络之血，出血，勿之深斥[2]，无中其大经，神气乃平。神不足者，视其虚络，按而致之，刺而利之，无出其血，无泄其气，以通其经，神气乃平。帝曰：刺微奈何？岐伯曰：按摩勿释，着针勿斥，移气于不足[3]，神气乃得复。

帝曰：善。气有余不足奈何？岐伯曰：气有余则喘欬上气，不足则息利少气。血气未并，五脏安定，皮肤微病，命曰白气[4]微泄。帝曰：补泻奈何？岐伯曰：气有余，则泻其经隧，无伤其经，无出其血，无泄其气。不足，则补其经隧，无出其气。帝曰：刺微奈何？岐伯曰：按摩勿释，出针视之，曰我将深之，适人必革[5]，精气自伏，邪气散乱，无所休息，气泄腠理，真气乃相得。

帝曰：善。血有余不足奈何？岐伯曰：血有余则怒，不足则恐。血气未并，五脏安定，孙络外溢[6]，则经有留血[7]。帝曰：补泻奈何？岐伯曰：血有余，则泻其盛经，出其血。不足，则视[8]其虚经，内针其脉中，久留而视[9]，脉大，疾出其针，无令血泄。帝曰：刺留血奈何？岐伯曰：视其血络，刺出其血，无令恶血得入于经，以成其疾。

帝曰：善。形有余不足奈何？岐伯曰：形有余则腹胀，泾溲[10]不利，不足则四肢不用，血气未并，五脏安定，肌肉蠕动，命曰微风。帝曰：补泻奈何？岐伯曰：形有余则泻其阳经，不足则补其阳络。帝曰：刺微奈何？岐伯曰：取分肉间，无中其经，无伤其络，卫气得复，邪气乃索[11]。

帝曰：善。志有余不足奈何？岐伯曰：志有余则腹胀飧泄，不足则厥。血气未并，五脏安定，骨节有动。帝曰：补泻奈何？岐伯曰：志有余则泻然筋[12]血者，不足则补其复溜[13]。帝曰：刺未并奈何？岐伯曰：即取之，无中其经，邪所乃能立虚。

【注释】

[1]神之微：张介宾《类经》注："洒淅起于毫毛，未及经络，此以浮浅微邪，在脉之表，神之微病也，故名曰神之微。"

[2]勿之深斥：王冰《黄帝内经素问》注："勿深推针。"

[3]移气于不足：林亿《新校正》注："按《甲乙》及《太素》云：移气于足，无'不'字。"

[4]白气：即肺气。张介宾注："肺主皮肤而属金，微邪客之，故命曰白气微泄。"

[5]我将深之，适人必革：张介宾《类经》注："适，至也。革，变也。谓针之至人，必革前说而刺仍浅也。"

[6]孙络外溢："外"原本作"水"，今据皇甫谧《甲乙经》改。

[7]经有留血：皇甫谧《甲乙经》作"络有留血"。

[8]视：杨上善《太素》作"补"。

[9]久留而视：皇甫谧《甲乙经》作"久留之血至"。

[10]泾溲：泾为小水，小便。溲，大小便皆可称"溲"，此处指大便。

[11]索：尽也。

[12]然筋：王冰《黄帝内经素问》注："然，谓然谷。"按：然谷穴

上有小骨名然骨，然谷穴下有平筋名然筋，其位置恰与涌泉平。

　　[13]复溜：王冰《黄帝内经素问》注："复溜，足少阴经也，在内踝上 2 寸陷者中。"

【经文分析】

1.五脏系统虚实病症

见表14。

表14　五脏虚实及刺法原则

病位	病症		微病
	实	虚	
神（心）	笑不休	悲忧	洒淅寒热
气（肺）	喘咳上气	息利少气	皮肤微痛
血（肝）	怒	恐	脉络胀满
形（脾）	腹胀，泾溲不利	四肢不用	肌肉微蠕动
志（肾）	腹胀飧泄	厥	关节有动
刺治	虚则补之	实则泻之	微者调之

[病案举例]

案一：万密斋治程氏子，未一岁，多笑，知其心火有余，令以川连、山栀、辰砂为丸，服之。三日后，笑渐少。

（《续名医类案·痘症·喘急》）

[按语]神志之病，多由心发，本案心之实证出现笑不休。由心火亢盛，神志被扰所致，治以泻心火，安心神，即获良效。

案二：陆祖愚治唐鸣和，平时有火症，因试事成痰火咳嗽，日夜吐黄痰二三碗，气逆喘急，饮食不进，服枳、梗、二陈尤甚，改服参、术几危。脉之，两手俱洪滑而数，乃用茯苓、桑皮、贝母、芩、连、花粉、元参、枳壳，加牛黄、竹沥，二三剂胸宽气缓，七八剂痰乃色白，去牛黄，三十余剂而安。

（《续名医类案·喘》）

[按语]肺以清肃下降为顺，宣发为和。喘咳上气，息利少气均属肺之宣

降失常所致，但有虚实之不同，"喘咳上气"，乃肺部受邪，宣肃失司，肺气逆上而发，属肺气壅实证，治宜祛邪肃肺降气以平喘止咳，效可应手。本案情志郁热化火成痰，壅滞于肺而致喘咳，陆氏治以清肺泄热，降气豁痰，痰火去则喘咳渐平。

2. 针刺方法

见表 15。

表 15　五脏虚实证的针刺方法

五脏	实	虚
心	泻络出血，刺浅表小络出血	按摩致气，先按摩再刺不出血
肺	泻其经隧，刺大络不出血	补经隧，补法刺大络
肝	泻络出血，针刺放血	久留致气，刺经脉留针
脾	泻其阳经，泻足阳明胃经	补阳络，补足阳明胃经
肾	有余泻荥，刺然谷出血	不足补经，补复溜

本段经文的临床意义在于：提出五脏微病应早期诊断、早期治疗；应针刺、按摩配合暗示调神。另提出了五脏虚实证治时当注意五脏分证及脏腑辨证。

三、气血虚实病因病机

【原文】

帝曰：善。余已闻虚实之形，不知其何以生？岐伯曰：气血以并，阴阳相倾，气乱于卫，血逆于经，血气离居，一实一虚。血并于阴，气并于阳，故为惊狂。血并于阳，气并于阴，乃为灸中[1]。血并于上，气并于下，心烦惋[2]善怒。血并于下，气并于上，乱而喜忘。帝曰：血并于阴，气并于阳，如是血气离居，何者为实，何者为虚？岐伯曰：血气者，喜温而恶寒，寒则泣[3]不能流，温则消而去之，是故气之所并为血虚，血之所并为气虚。

帝曰：人之所有者，血与气耳。今夫子乃言血并为虚，气并为虚，是无实乎？岐伯曰：有者为实，无者为虚。故气并则无血，血并则无气，今血与气相失，故为虚焉。络之与孙脉，俱输于经，血与气并，则为实焉。血之与气，并走于上，则为大厥[4]，厥则暴死，气复反则生，不反则死。

帝曰：实者何道从来，虚者何道从去？虚实之要，愿闻其故。岐伯曰：夫阴与阳，皆有俞会[5]，阳注于阴，阴满之外[6]，阴阳匀平，以充其形，九候若一，命曰平人。夫邪之生也，或生于阴，或生于阳。其生于阳者，得之风雨寒暑；其生于阴者，得之饮食居处，阴阳[7]喜怒。

帝曰：风雨之伤人奈何？岐伯曰：风雨之伤人也，先客于皮肤，传入于孙脉，孙脉满则传入于络脉，络脉满则输于大经脉，血气与邪并，客于分腠之间，其脉坚大，故曰实。实者外坚充满，不可按之，按之则痛。帝曰：寒湿之伤人奈何？岐伯曰：寒湿之中人也，皮肤收[8]，肌肉坚紧，荣血泣，卫气去，故曰虚。虚者聂辟[9]气不足，按之则气足以温之，故快然而不痛。

帝曰：善。阴之生实奈何？岐伯曰：喜怒不节，则阴气上逆，上逆则下虚，下虚则阳气走之[10]，故曰实矣。帝曰：阴之生虚奈何？岐伯曰：喜则气下[11]，悲则气消，消则脉虚空，因寒饮食，寒气熏满[12]，则血泣气去，故曰虚矣。

【注释】

[1]炅中：炅，热，即内热证。

[2]烦惋：惋，同"闷"，烦闷。

[3]泣：一说同"濇"，即涩；一说为"洰"之别字，意为淤积，不流动。

[4]大厥：病名，突然昏倒，不省人事的病证。

[5]俞会：经气输注会合之处。

[6]阳注于阴，阴满之外：之，动词，到。张介宾注："阳注于阴，则自经归脏；阴满之外，则自脏及经。"

[7]阴阳：丹波元坚注："阴阳喜怒之阴阳，盖指房室。杨释以男女，其意为然。"

［8］皮肤收：收上原有"不"字,《甲乙经》及《太素》均作"皮肤收",故删。

［9］聂辟：吴崑注："言皮肤皱叠也。"

［10］下虚则阳气走之：杨上善注："阴气既上则是下虚,下虚则阳气乘之,故名为阴实也。"张介宾注："阴逆于上则虚于下,阴虚则阳邪凑之,所以为实。然则实因于虚,此所以内伤多不足也。"

［11］喜则气下：张介宾注："下,陷也。《举痛论》曰：喜则气缓,与此稍异。"杨上善注："喜则气和志达,营卫之行通利,故缓而下也。"按：喜之为病,有程度不同,故有气缓气下之别。《淮南子·精神训》云："大喜坠阳。"坠即下陷之义。

［12］熏满：《太素》作"熏脏"。

【经文分析】

1. 气血虚实病机

气血相随,同居一处,保持相对平衡稳定。

（1）"有者为实,无者为虚"

虚实乃相对而言："气血以并,阴阳相倾""血气离居,一实一虚。"（阴阳亦相对而言）

"气之所并（入之处）为血虚（气实）,血之所并（入之处）为气虚（血实）。"

注意：与后世针对整体绝对数量多少而言的虚实的差异。

（2）气血相并所致的虚实病证

①气血相失（一实一虚）

血并于阴,气并于阳：血属阴,并于阴分（如五脏）,则阴盛,而为"惊"；气为阳,并于阳分（如六腑）,则阳盛,故为"狂"（重阳者狂）。

血并于阳（表）,气并于阴（里）：血并入于表则表寒；气并入于里,则里热（炅中）。

血并于上（心）,气并于下（肝）：阴盛于上,心火受郁则烦惋；阳盛于下,肝阳盛则善怒。

血并于下（肾）,气并于上（心）：肾阴盛肾阳虚则喜忘,心阳盛则神散乱。

②气血相并（为实）

气血并走于上——上部阴阳气血俱盛——大厥。

2. 表里阴阳虚实病机

（1）"夫邪之生也，或生于阴，或生于阳"

阴：阴经，五脏；阳：阳经，六腑。

正常生理：阴与阳皆有俞会，阳注于阴，阴满之外，阴阳匀平，以充其形，九候若一，命曰平人。

（邪）生于阳者：得之风雨寒暑。（风雨之伤人也，先客于皮肤，传入于孙脉，孙脉满则传入于络脉，络脉满则传输于大经脉。）

（邪）生于阴者：得之饮食居处，阴阳喜怒。

（2）"生于阳"（表证）的虚实病机和病候

实证：病机：风雨伤人，血气与邪并客于分腠。

病候：外坚充满，不可按之，按之则痛。

虚证：病机：寒湿中人，皮肤不收，肌肉坚紧，荣血泣，卫气去。

病候：按之则快然而不痛。

（3）"生于阴"（里证）的虚实病机

实证：病机：喜怒不节，阴气上逆（阴上实）而下虚，下虚则阳气走之（阳下实）。

虚证：病机：喜则气下，悲则气消，消则脉空虚，因寒饮食，寒气熏满，则血泣气去。

四、阴阳虚实的寒热病机

【原文】

经言[1]阳虚则外寒，阴虚则内热，阳盛则外热，阴盛则内寒，余已闻之矣，不知其所由然也。岐伯曰：阳受气于上焦[2]，以温皮肤分肉之间，今寒气在外则上焦不通，上焦不通，则寒气独留于外，故寒栗[3]。帝曰：阴虚生内热奈何？岐伯曰：有所劳倦，形气衰少，谷气不盛[4]，上焦不行，下脘不通，胃气热，热气熏胸中，故内热[5]。

帝曰：阳盛生外热奈何？岐伯曰：上焦不通利，则皮肤致密，腠理闭塞，玄府不通，卫气不得泄越，故外热。帝曰：阴盛生内寒奈何？岐伯曰：厥气上逆[6]，寒气积于胸中而不泻，不泻则温气去[7]，寒独留，则血凝泣，凝则脉不通，其脉盛大以涩[8]，故中寒[9]。

【注释】

[1]经言：即古代医经所论。经，古代医经，今佚。

[2]阳受气于上焦：卫气由上焦肺所布散。阳，指卫气，因其布散在外，司温煦肌腠、卫表抗邪之职，故属阳。

[3]今寒气在外……故寒栗：指外感寒邪之初，之所以产生恶寒症状的机制。寒主收引，其性凝滞，寒邪初袭表卫，卫阳阻遏，故上焦不通，肌腠失去卫气温煦，故寒栗。

[4]谷气不盛：谷气，水谷之精气。不盛，则为虚衰。皆因脾胃受伤，运化无力，以致水谷精气不足。

[5]上焦不行……故内热：热气，指胃中谷气因上下焦失于通利，郁滞不散所化之热。下脘，当指下焦。胸中，指胸脘之间。张志聪注："上焦不能宣五谷之味，下焦不能受水谷之津，胃为阳热之腑，气留而不行，则热气熏于胸中，而为内热矣。"

[6]厥气上逆：指中焦或上焦的阴寒之气逆而上行。

[7]温气去：指阳气因寒气所伤而不足。温气，指阳气。去，消散。

[8]其脉盛大以涩：寒主收引，寒邪积留胸中，以致脉象紧急有力，故为实大。气血因寒邪所凝，运行不利，以致脉象往来艰涩不畅，即见涩脉。

[9]中寒：寒邪积留胸中，以致胸中寒盛，故谓中寒。张志聪注："阴寒之气，积于胸中而不泻，则中上二焦之阳气消而寒气独留于上。寒则血凝而脉不通矣。阴盛则脉大。血凝泣，故脉涩也。阳热去而寒独留，故中寒也。"

【经文分析】

1.寒热病机

阳虚则外寒：（阳受气于上焦，以温皮肤分肉之间）寒气在外，则上焦不通，上焦不通则寒气独留于外，故寒栗。

阴虚则内热：有所劳倦，形气衰少，谷气不盛，上焦不行，下脘不通，胃气热，热气熏于胸中。

阳盛则外热：上焦不通利，皮肤致密，腠理闭塞，玄府不通，卫气不得泄越。

阴盛则内寒：厥气上逆，寒气积于胸中而不泻，不泻则温气去，寒独留，则血凝泣，凝则脉不通。

2. 本篇所言内外寒热病机与现代所言的区别

见表 16。

表 16　内外寒热病机与现代意义的区别

病机	调经论	现代
阳虚则外寒	外感寒邪早期，寒邪阻遏卫阳，体表失于温煦	体内阳气不足，失于温煦的虚寒证
阴虚则内热	劳倦伤脾，清浊升降失施，胃中谷气郁而化热	肺胃或肝肾不足，阴不制阳，虚火内生
阳盛则外热	外邪阻遏卫阳，阳气不得宣越，邪正交争的外感发热	邪气入侵，阳气亢盛，包括表热证和里热证
阴盛则内寒	阴寒上逆，久留胸中，损伤胸阳，血脉凝涩	泛指一切脏腑的阴寒内盛证

［**病案举例**］

患者因劳役太过，脾胃两伤，荣卫循序失常，寒热似疟，已有数月，形瘦色萎，食减神疲，脉象虚迟，舌光有津，势将入于虚损一途，损者益之，虚者补之，甘温能除大热，补中益气汤加减。潞党参、炙黄芪、炒於术、清炙草、银柴胡、广陈皮、全当归、淮牛膝、西秦艽、大砂仁、焦谷芽、生姜、红枣。

（《清代名医医案精华·丁甘仁医案》）

［**按语**］本案发热伴形瘦色萎，食减神疲，脉象虚迟，乃脾胃受损所致，故采用甘温药物温补脾胃。"阴虚生内热"是由劳倦伤脾，中气不足，升清降浊失常，胃热熏灼胸中所致；脾属阴，故其气虚发热称为"阴虚内热"。对于脾胃内伤，气火失调，内伤热中之证，李东垣认为应遵《内经》"劳者温

之，损者温（益）之"之旨，"惟当以辛甘温之剂，补其中而升其阳，甘寒以泻其火则愈矣"。具体治疗，应益气与泻火并用。其代表方剂如补脾胃泻阴火之升阳汤，方中黄芪、人参、苍术、炙甘草益气健脾；柴胡、羌活、升麻升举清阳之气，共合以益气升阳，助脾胃元气。更用黄芩、黄连、石膏以泻火，保护脾胃元气。后世医家宗其义而用之，多获良效。

复习思考题

1.试述调治经络的意义。

2.试述本篇虚实含义、虚实形成的原因、机制。

3.分析"阳虚则外寒""阳盛则外热""阴虚则内热""阴盛则内寒"的古今之别。

4.背诵

（1）夫心藏神……是故守经隧焉。

（2）阳虚则外寒……阴盛则内寒。

第五节　素问·玉机真脏论（节选）

目的与要求

1.了解五脏病传变规律。

2.掌握真脏脉形成机制及预后，理解各种真脏脉的脉象。

3.理解形气色泽及脉逆从四时阴阳的诊病意义。

4.掌握"五虚""五实"证的病候及预后。

题解

玉机，玉衡璇玑，古代测量天体坐标的天文仪器。本篇主要讨论了四时五脏的平脉，太过不及的病脉以及真脏脉的脉象；并阐述了五脏发病的传变规律，五脏虚实与死的机转，同时说明了五脏之脉必借胃气才能到达气口的道理。其中尤以脉有无胃气为重点，以无胃气之真脏脉预测病情就好似以玉衡璇玑窥测天道一样重要，故名。

一、五脏病传变规律

【原文】

五脏受气于其所生[1]，传之于其所胜[2]，气舍于其所生，死于其所不胜[3]。病之且死，必先传行，至其所不胜，病乃死[4]。此言气之逆行[5]也，故死。肝受气于心，传之与脾，气舍于肾，至肺而死。心受气于脾，传之于肺，气舍于肝，至肾而死。脾受气于肺，传之于肾，气舍于心，至肝而死。肺受气于肾，传之于肝，气舍于脾，至心而死。肾受气于肝，传之于心，气舍于肺，至脾而死。此皆逆死[6]也。一日一夜五分之，此所以占死生之早暮也[7]。

黄帝曰：五脏相通，移皆有次；五脏有病，则各传其所胜[8]。不治，法三月，若六月，若三日，若六日，传五脏而当死[9]。是顺传所胜之次。故曰：别于阳者，知病从来，别于阴者，知死生之期[10]，言知[11]至其所困而死[12]。

【注释】

[1]五脏受气于其所生：受气，遭受病气。所生，指我生之脏（子）。指五脏从其所生的子脏接受病气，即子病传母。如心病传肝。

[2]传之于其所胜：所胜，即我克之脏。本句为插入语，言五脏疾病的一般传变规律是相克而传，即下文所说的顺传，如肝病传脾等。

[3]气舍于其所生，死于其所不胜：舍，留止也。所生，指生我之脏，即母脏。所不胜，指克我之脏。即病气的留舍按子病传母的方式传变，若传至克我之脏时，就有死亡的可能（预后不良）。如肝病气留舍于母脏肾，进而传至肺，因肺金克肝木，故肝病传至肺时就有死亡的可能。

[4]病之且死，必先传行，至其所不胜，病乃死：疾病发展到将要死亡之时，一般来说，病气将传克我之脏。如心病传肝，再传至肾，肾为心之所不胜，故心病传至肾，就有死亡的可能。

[5]气之逆行：指病气的逆传，即上文子病传母的疾病传变方式，因其与一般相克而传的顺传方式不同，故曰"逆行"。

［6］逆死：逆行传变至克我之脏，预后不良，有死亡的可能。与上文"气之逆行"同义。

［7］一日一夜五分之，此所以占死生之早暮也：占，预测。死生，偏义复词，即死亡。朝暮，即早晚，这里引申为时辰。全句言一昼夜十二时辰分属五脏，据此可以预测出五脏病气逆传至其所不胜而死的大约时辰。

［8］五脏相通，移皆有次；五脏有病，则各传其所胜：此言五脏疾病相克而传的顺传方式。五脏之气相互贯通，五脏之气的转移有一定的次序，故五脏有病一般传其所胜之脏，如肝病传脾等。《新校正》云："上文既言逆传，下文所言乃顺传之次也。"

［9］不治，法三月，若六月，若三日，若六日，传五脏而当死：此指五脏病气各传其所胜，推测其死期的约略时数。张介宾注："病不早治，必至相传，远则三月、六月，近则三日、六日，五脏传遍，于法当死。所谓三六者，盖天地之气，以六为节，如三阴三阳，是为六气，六阴六阳，是为十二月，故五脏相传之数，亦以三六为尽。若三月而传遍，一气一脏也；六月而传遍，一月一脏也；三日者，昼夜各一脏也；六日者，一日一脏也。脏惟五而传遍以六者，假令病始于肺，一也；肺传肝，二也；肝传脾，三也；脾传肾，四也；肾传心，五也；心复传肺，六也。是谓六传。六传已尽，不可再传，故《难经·五十三难》曰：一脏不再伤，七传者死也。"

［10］别于阳者，知病从来，别于阴者，知死生之期：阳，指胃气脉；阴，言真脏脉。吴崑云："阳，至和之脉，有胃气者也。阴，至不和之脉，真脏偏胜，无胃气者也。言能别于阳和之脉者，则一部不和便知其病之从来；别于真脏五阴脉者，则其死生之期可预知也。"

［11］知：《甲乙经》无此字。

［12］至其所困而死：指至其所不胜的脏气当旺之时令则死，如脾病至肝当旺之时，则土不胜木克，故死。张介宾注："至其所困而死，死于其所不胜也，凡年、月、日、时，其候皆然。"

【经文分析】

1. 五脏病的传变规律

五脏疾病有两种传变方式，由于传变顺序不同，其预后也不同。

一为逆传，即子病传母，如肝传肾、肾传肺、肺传脾、脾传心。因与相克传的顺传方式不同，故曰"逆行"。若进一步传变至克己之脏，脏气被克，正气更虚，则预后差。如肝病传到肺、肺病传到心、心病传到肾、肾病传到脾、脾病传到肝等。

二为顺传，即相克关系的传变，如肝传脾、脾传肾、肾传心、心传肺、肺传肝等。待五脏传遍，脏气已竭，就会死亡。

见表 17。

表 17　五脏病传变规律

五脏	受气于（其所生）	传之于（其所胜）	气舍于（所生）	死于（其所不胜）
肝	心	脾	肾	肺（下晡）
心	脾	肺	肝	肾（夜半）
脾	肺	肾	心	肝（平旦）
肺	肾	肝	脾	心（日中）
肾	肝	心	肺	脾（四季）

从五行关系来说，人体是一个统一的整体，五脏之间在生理病理上都有着密切的联系，任何一脏发病，皆能传变至其他脏腑，传变的速度有快有慢，慢则三个月、六个月传遍五脏，快则三、六日传遍五脏，因此在诊断时，既要了解各脏腑病变"至其所困而死"的基本规律，又要"一日一夜五分之"来测候病甚及死亡的早晚，从而做到诊断明确，能根据病情，预见其传变，及早采取治疗措施，避免病情恶化。如《素问·藏气法时论》："邪气之客于身也，以胜相加，至其所生而愈，至其所不胜而甚，至于所生而持，自得其位而起。"有相似含义。

2. 关于"一日一夜五分之，所以占死生之早暮"

结合《素问·生气通天论》有关阳气昼夜消长变化的论述，一日之间阴阳消长变化与人体的功能活动确有密切关系，尤其在病理过程中表现更为明显，如"旦慧、昼安、夕加、夜甚"（《灵枢·顺气一日分为四时》），因此，如何正确把握疾病发展的规律，是古今医家研究的重要课题。在此基础上，预测疾病的死生，是有一定规律可循的。

二、真脏脉的机制

【原文】

真肝脉至，中外急，如循刀刃，责责[1]然，如按琴瑟弦，色青白不泽，毛折乃死。真心脉至，坚而搏，如循薏苡子，累累然，色赤黑不泽，毛折乃死。真肺脉至，大而虚，如以毛羽中人肤，色白赤不泽，毛折乃死。真肾脉至，搏而绝，如指弹石辟辟然，色黑黄不泽，毛折乃死。真脾脉至，弱而乍数乍疏，色黄青不泽，毛折乃死。诸真脏脉见者，皆死，不治也。

黄帝曰：见真脏曰死，何也？岐伯曰：五脏者，皆禀气于胃，胃者五脏之本[2]也，脏气者，不能自致于手太阴，必因于胃气，乃至于手太阴也，故五脏各以其时，自为而至于手太阴也。故邪气胜者，精气衰也，故病甚者，胃气不能与之俱至于手太阴，故真脏之气独见，独见者，病胜脏也，故曰死。帝曰：善。

【注释】

［1］责责：《新校正》："犹摩"，《太素》作"清清"，可以理解为摸刀刃的感觉。

［2］胃者五脏之本：脾胃为后天之本，是五脏精气之源，此外，脉气也源自胃气，脏腑之气各以治时，借助胃气的推动而表现于脉口。

【经文分析】

1. 五脏真脏脉的脉象

这段原文以形象的比喻说明五脏真脏脉的脉象，可以与相关篇对照理解。

"色青白不泽，毛折乃死"等，以本脏之色兼见克我之脏之色，说明脏腑功能已经高度紊乱；以色枯槁不泽、毛折说明整体阴精已经严重亏损枯竭。

2. 真脏脉主死的机制

生理：五脏皆禀气于胃，胃为五脏之本。

脏气者不能自致于手太阴，必因于胃气（靠胃气滋养鼓舞），乃至于手太阴。

3. 四时五脏脉的形成机制

五脏（之气）各以其时，自为（胃）而至于手太阴（寸口部）。

4. 真脏脉的形成机制

邪气胜，精气衰，病甚，胃气（衰竭）不能与之（脏气）俱至于手太阴，故真脏之气（五脏固藏之真气）独见（暴露于外）。

真脏脉：说明病（邪盛）胜脏（五脏精气衰竭），故主死。

三、四易四难，五实五虚

【原文】

黄帝曰：凡治病，察其形气色泽，脉之盛衰，病之新故，乃治之，无后其时。形气相得，谓之可治；色泽以浮，谓之易已；脉从四时，谓之可治；脉弱以滑[1]，是有胃气，命曰易治，取之以时。形气相失，谓之难治；色夭不泽，谓之难已；脉实以坚，谓之益甚；脉逆四时，为不可治。必察四难，而明告之。

所谓逆四时者，春得肺脉[2]，夏得肾脉，秋得心脉，冬得脾脉，其至皆悬绝沉涩[3]者，命曰逆。四时未有脏形，于春夏而脉沉涩，秋冬而脉浮大，名曰逆四时也。病热脉静，泄而脉大，脱血而脉实，病在中脉实坚，病在外，脉不实坚[4]者，皆难治。

黄帝曰：余闻虚实以决死生，愿闻其情。岐伯曰：五实死，五虚死。帝曰：愿闻五实五虚。岐伯曰：脉盛、皮热、腹胀、前后[5]不通、闷瞀[6]，此谓五实；脉细、皮寒、气少、泄利前后、饮食不入，此谓五虚。帝曰：其时有生者何也？岐伯曰：浆粥入胃，泄注止，则虚者活[7]；身汗得后利，则实者活[8]。此其候也。

【注释】

[1]脉弱以滑：此处不是指弱脉或滑脉，而是对有胃气脉象的描述。

[2]春得肺脉：春属木，为肝所主，当得肝脉（弦），若见肺脉（浮短），是金克木，即得相胜之脉，下同。

[3]悬绝沉涩：并非这些脉都同时出现，而是指脉没有胃气。

[4]病在外，脉不实坚：病在外是有表邪，脉当实坚，现反不实坚，是正气虚，邪气太盛，正不胜邪。

[5]前后：指大小便。

[6]闷瞀：即胸中郁闷，眼目昏花。

[7]浆粥入胃，泄注止，则虚者活：五脏之气，都是由胃气资生，今饮食能入，泄泻得止，为胃气来复的表现，所以五虚证预后转好。

[8]身汗得后利，则实者活：身汗可解在表之实邪，后利能祛在里之实邪，邪祛则正安，所以五实证预后转好。

【经文分析】

1.“四难”“四易”

形：病之外候；气：病之内在变化。

色：脏腑精气之外华；泽：胃气（正气）之外荣。

形气相得：外候与内在变化一致——可治。

形气相失：表里不一致，病情复杂——难治。

色泽以浮：精气未败，病尚表浅——易已。

色夭不泽：精气衰败，气不荣色——难已。

脉从四时：调节适应能力尚可——可治。

脉逆四时：失去适应调节能力——不可治。

脉弱以滑：是有胃气，化源不绝——易治。

脉实以坚：邪盛正衰，胃气已伤——病益甚。

2.脉逆四时

春得肺脉，夏得肾脉，秋得心脉，冬得脾脉——五行相克。

未有脏形（本脏应时之脉象），于春夏（阳，脉当浮滑）而脉沉涩（阴），秋冬（阴，脉当沉细）而脉浮大（阳）——阴阳相逆。

3.脉证相逆

病热（阳，脉当躁），脉静（阴，正气虚）

泄（里虚，脉当小）而脉大（实脉，邪胜病进）

脱血（营血亏，脉当芤）而脉实（邪胜病进）

病在中脉实坚（里已虚但邪仍盛）

病在外脉不实坚（邪方盛而正已虚）→ 正气已衰败但邪气仍炽盛——皆难治。

4. "五实""五虚"

五实：脉盛，皮热，腹胀，前后不通，闷瞀——邪气盛，气机阻绝，胃气不通——死。

五虚：脉细，皮寒，气少，泄利前后，饮食不入——正气虚极，胃气衰败——死。

五虚证的生机：浆粥入胃，泄注止——胃气尚存，正气可望得复——虚者活。

五实证的生机：身汗得后利——邪有出路，气机（包括胃气）得通——实者活。

五虚死、五实死皆与胃气衰败或隔阻不通密切相关，而其尚有生机亦因胃气未绝或胃气得通，均体现了胃气的重要性。

5. 关于五实证和五虚证

五实，是五脏邪气壅盛，心主脉，心气实则脉盛；肺主皮毛，肺气实则皮热；脾主运化，脾气实则腹胀；肾主二阴，肾气实则二便不通；肝开窍于目，肝气实则闷瞀。五虚，是五脏精气虚损，心气虚则脉细，肺气虚则皮寒，肝气虚则气少乏力，肾气虚则二便不禁，脾气虚则不欲饮食。

复习思考题

1. 结合《素问·平人气象论》的有关内容，谈谈您对脉之"胃气"和真脏脉的认识。

2. 何谓"四难"？何谓"四易"？说明其诊病意义。

3. 何为"五虚"？何为"五实"？为什么说"五虚死""五实死"？又为什么"其时有生者"？

4. 背诵：五实死，五虚死……则实者活。

第四章

病　　证

　　病和证是不同的概念，但《内经》没有明确区分，《内经》言病，多以"疾""病"和"候"字称之。"证"字仅见于《素问·至真要大论》。《素问·至真要大论》："帝曰：气有多少，病有盛衰，治有缓急，方有大小，愿闻其约奈何？岐伯曰：气有高下，病有远近，证有中外，治有轻重，适其至所为故也。"《内经》有关病证的内容极为丰富，所载病证多达300余种，涵盖了临床各科，对许多疾病还辟专篇进行了系统深入的阐述。《内经》多采用脏腑分证、经络分证和病因分证等方法对病证进行分类，为中医辨证论治体系的建立奠定了基础。

　　《内经》论述较详细的病证包括外感热病类疾病（《素问·热论》《素问·评热病论》），咳嗽类疾病（《素问·咳论》），疼痛类疾病（《素问·举痛论》），痹类疾病（《素问·痹论》），痿类疾病（《素问·痿论》），外感风邪所致的风类疾病（《素问·风论》），以及水肿、肤胀、鼓胀、癥瘕类疾病（《灵枢·水胀》）等约70多种。这些病名，除反映了《内经》关于疾病的命名规则、疾病分类和诸病临床表现的认识外，还涉及疾病的演变规律，疾病的诊断和鉴别诊断，以及对疾病的预后、治疗、护理等方面的基本认识。

第一节 素问·热论

目的与要求

1.掌握热病的概念及其病因病机。

2.熟悉伤寒六经分证、传变规律及治疗大法。

3.了解两感于寒的病机及预后；食复、遗病的病机和治法；暑病与温病的区别及治疗大法。

● 题解

热，指热病。本篇对热病的概念、病因、证候、传变规律、治疗大法、预后和禁忌等方面都作了较为系统的阐述，故名篇。

一、热病的概念、病因病机及预后

【原文】

黄帝问曰：今夫热病者，皆伤寒[1]之类也，或愈或死，其死皆以六七日之间，其愈皆以十日以上者，何也？不知其解，愿闻其故。岐伯对曰：巨阳者，诸阳之属也[2]，其脉连于风府，故为诸阳主气[3]也。人之伤于寒也，则为病热，热虽甚不死，其两感[4]于寒而病者，必不免于死。

【注释】

[1]伤寒：感受四时邪气引起的外感热病的统称，即广义伤寒。

[2]巨阳者，诸阳之属也：指太阳统率诸阳。巨阳，即太阳。张介宾注："太阳为六经之长，统摄阳分，故诸阳皆其所属。"

[3]为诸阳主气：主持诸阳经之气。张介宾注："太阳经脉覆于巅背之表，故主诸阳之气分。"

[4]两感：指互为表里的阴阳两经同时感邪受病，如太阳、少阴同

病，阳明、太阴同病，即称为两感。

【经文分析】

1. 伤寒的概念

"今夫热病者，皆伤寒之类也。"—— 一切外感热病，皆属于伤寒的范畴。

（1）热病：外感引起的发热性疾病。（以症状命名）

（2）伤寒：①外感热病的总称（广义，即"皆伤寒之类也"——以寒邪概括、代表六淫）；②外感热病之一种，伤于寒邪而致者（狭义）。（以病因命名）

2. 伤寒的病因

人之伤于寒则为病热。（寒：概括六淫）

3. 伤寒的病机

邪正抗争于巨阳（太阳），卫阳为邪气所郁。

4. 伤寒的预后

（1）热虽甚不死

发热乃邪正交争，正气抗邪，此时应正确运用汗法，使邪随汗解而病除。

（2）其两感于寒而病者，必不免于死

两感于寒是指表里两经受邪，邪气迅速传内，伤及脏腑，若救治不及时，则预后差。

二、伤寒的六经分证及治法

【原文】

帝曰：愿闻其状。岐伯曰：伤寒一日，巨阳受之，故头项痛，腰脊强。二日阳明受之。阳明主肉，其脉侠鼻，络于目，故身热目疼而鼻干，不得卧也。三日少阳受之，少阳主胆[1]，其脉循胁络于耳，故胸胁痛而耳聋。三阳经络皆受其病，而未入于脏者，故可汗而已[2]。四日太阴受之，太阴脉布胃中络于嗌[3]，故腹满而嗌干。五日少阴受之，少阴脉贯肾络于肺，系舌本，故口燥舌干而渴。六日厥阴受之，厥阴脉循阴器而络于肝，故烦满[4]而囊缩。三阴三阳，五脏六腑皆受病，荣卫不行，五脏不通，则死矣。

其不两感于寒者，七日巨阳病衰，头痛少愈；八日阳明病衰，身热少愈；九日少阳病衰，耳聋微闻；十日太阴病衰，腹减如故，则思饮食；十一日少阴病衰，渴止不满，舌干已而嚏；十二日厥阴病衰，囊纵，少腹微下，大气[5]皆去，病日已矣。

帝曰：治之奈何？岐伯曰：治之各通其脏脉[6]，病日衰已矣。其未满三日者，可汗而已；其满三日者，可泄而已[7]。

【注释】

[1]少阳主胆：胆，《太素》作"骨"。与阳明主肉相对应。

[2]三阳经络皆受其病，而未入于脏者，故可汗而已：三阳经络皆受病邪，是病邪仍在形体之表，尚未入里入阴，故均可通过发汗祛邪外出而使病愈。

[3]嚏：同"咽"。

[4]满：同"懑"，闷。

[5]大气：这里指邪气、病邪。

[6]治之各通其脏脉：治疗时根据病在何脏之经脉，而分经论治。杨上善："量其热病在何脏之脉，知其所在，即于脉以行补泻之法，病衰矣。"

[7]其未满三日者，可汗而已；其满三日者，可泄而已：张介宾："凡传经之邪，未满三日者，其邪在表，故可以汗已。满三日者，其邪传里，故可以下。然此言表里之大体耳。"此处所谓"汗"与"泄"，均系指针刺法而言，即用针刺以发汗或泄热。

【经文分析】

1. 六经分证及病候

本篇从经脉辨证的角度，以三阴三阳作为外感热病（伤寒）的辨证纲领，称为六经分证。六经分证以（足）六经为纲，以经络循行部位作为归纳症状的依据，其病候可以归纳于下表18。

表 18 伤寒六经病证候

六经	经脉所过部位	证候
太阳经	从巅入脑，下项，挟脊抵腰中	头项痛，腰脊强
阳明经	挟鼻络目	目痛鼻干，身热不得卧
少阳经	循胁络耳	胸胁痛而耳聋
太阴经	布胃中，络于咽	腹满而咽干
少阴经	贯肾，络于肺，系舌本	口燥，舌干而渴
厥阴经	循阴器，络于肝	烦闷，囊缩

2. 六经传变规律及预后

（1）传变规律：太阳→阳明→少阳→太阴→少阴→厥阴

① 一日、二日……仅言其次序，不可拘定；

② 仅是一般规律，并非固定不变。

（2）预后

①（六经传变）三阴三阳、五脏六腑皆受病，荣卫不行，五脏不通——死。

② 不死则依序逐经病解：太阳→阳明→少阳→太阴→少阴 厥阴。

3. 治疗原则

伤寒总的治疗原则："各通其脏脉"。

通调其受病经脉及其所属脏腑气机，以祛除入侵该经的病邪，恢复其受邪气所伤而致的功能失调。

汗法：未满三日（邪在三阳之表），可汗而已（解表）；

泄法：已满三日（邪在三阴之里），可泄而已（清里泄热）。

本篇指针刺治疗，但同样适用于药物疗法，体现了外感热病的治疗以"祛邪为主"的原则。

三、遗热与食复

【原文】

帝曰：热病已愈，时有所遗[1]者，何也？岐伯曰：诸遗者，热甚而强食之，故有所遗也。若此者，皆病已衰而热有所藏，因其谷气相薄，两热相合[2]，故有所遗也。帝曰：善。治遗奈何？岐伯曰：视其虚实，调其逆从，可使必已[3]矣。

帝曰：病热当何禁之？岐伯曰：病热少愈，食肉则复，多食则遗，此其禁也。

【注释】

[1]遗：指伤寒热病愈后，由于邪气未尽，而余热羁留不除。

[2]两热相合：指病遗留之余热与新食谷气所化之热相合。

[3]视其虚实，调其逆从，可使必已：高士宗："视其经脉之虚实，调其阴阳之逆从，如是以治，可使病之必已，而无遗矣。"

【经文分析】

1.热病禁忌

食肉则复，多食则遗。遗热与食复均发于热病后期。提示必须重视热病饮食护理（注意忌口）。

2.遗热、食复的治疗

视其虚实调其逆从。提示遗热、食复的治疗大法：须通下食滞，又须清热祛邪，亦须扶正，调和脾胃。

［病案举例］

1948年秋，慈亲病伤寒，多方清解未效，少腹闷热，时有谵语，舌苔灰黑，脉沉数。余以小承气汤投之，未几，即解大便一次，解时寒战咬牙，潇然汗出，扶之卧床休息，战汗后，热随退去，全身顿觉舒适。翌日，房兄禄庆蒸鲜鲫鱼加肉片少许，送来慰问，时慈亲已热退神爽，余捧之床前，请慈亲品尝，仅吃肉片数点，是晚体温又复升高，余惊悟曰：此所谓"热病少愈，食肉则复"也。猪肉生痰助火，又经高热蒸者，致令余热复燃，惟有急进清化之品可救。时已秋深，乃至园中采鲜萝卜数个，切碎捣汁，每以一匙，配于相应汤剂中，频频少量与服，旋即热退，饮食调理而愈。

［按语］热病初愈，食肉则复，乃病已衰而热有所藏，与谷气相薄而致复热，本案即是其例，因其为食肉而复，故以清热、下气、化痰之生萝卜汁配服相应汤药，治之而愈。

（《中国百年百名中医临床家丛书·胡天雄》）

四、两感于寒与暑病

【原文】

帝曰：其病两感于寒者，其脉应与其病形[1]何如？岐伯曰：两感于寒者，病一日则巨阳与少阴俱病，则头痛口干而烦满；二日则阳明与太阴俱病，则腹满身热，不欲食，谵言；三日则少阳与厥阴俱病，则耳聋囊缩而厥。水浆不入，不知人，六日死。

帝曰：五脏已伤，六腑不通，荣卫不行，如是之后，三日乃死，何也？岐伯曰：阳明者，十二经脉之长[2]也，其血气盛，故不知人三日，其气乃尽，故死矣。

凡病伤寒而成温[3]者，先夏至日者，为病温，后夏至日者，为病暑。暑当与汗皆出，勿止[4]。

【注释】

[1]脉应与其病形：即脉象与病的症状。

[2]阳明者，十二经脉之长：张介宾注："阳明为水谷气血之海，胃气之所出也，故为十二经脉之长。"

[3]温：此指温热病。

[4]暑当与汗皆出，勿止：高士宗："暑，热之极也。暑热之病，汗出而散；温热之病，亦当汗出。故暑当与汗皆出勿止，汗虽多不可止之也"。

【经文分析】

1.两感于寒

（1）病机

表里两经同时受邪。

（2）病变规律及病候

一日：巨阳、少阴同病——头痛、口干、烦满；

二日：阳明、太阴同病——腹满、身热、不食、谵语；

三日：少阳、厥阴同病——耳聋、囊缩、厥。

（3）预后

预后不良。

两感于寒不免于死的原因：胃气衰败，亡神失志。

"三日"（两感第六日）后才死的原因：阳明者十二经之长其气血盛故不知人三日其气乃尽故死矣。

意义：提示热病治疗及护理过程中顾护胃气的重要性。

2. 暑病

（1）概念

"先夏至日者为病温，后夏至日者为病暑"

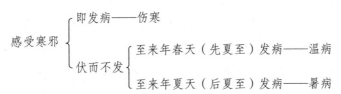

暑病、温病之别：时令气候对疾病的不同影响。

（2）治疗大法

"暑当与汗皆出，勿止。"

出汗是机体祛除暑邪降低体温的反应机制，"无止暑之汗，即治暑之法"（暑热盛，汗大出，勿轻用酸敛收涩止汗）——清暑热，滋汗源。

复习思考题

1. 为什么说"今夫热病者皆伤寒之类也"？热病的病机是什么？

2. 说明伤寒六经传变的规律和病候。

3. 热病的治疗大法是什么？如何理解？

4. 遗热和食复的病机是什么？如何治疗？

5. 如何区别暑病与温病？暑病的治疗大法是什么？

6. 背诵

（1）巨阳者，诸阳之属也……必不免于死。

（2）帝曰：治之奈何……可泄而已。

第二节　素问·评热病论

目的与要求

1. 掌握阴阳交的病候、病机及预后。
2. 熟悉热病过程中邪正关系及其对病情的影响。
3. 了解风厥、劳风、肾风、风水的病机、病候及治法。

● 题解

评，议论。热，热性病。本篇评论了外感热病的重证与变证阴阳交、风厥、劳风、肾风（风水）的病机、症状及预后，并着重阐明了"邪""正"消长的变化规律。高士宗说："评热病，论热病之变证。风厥、劳风、肾风、风水，皆热病之变。举而评之，故曰《评热病论》。"

一、阴阳交

【原文】

黄帝问曰：有病温者，汗出辄[1]复热，而脉躁疾[2]不为汗衰，狂言不能食，病名为何？岐伯对曰：病名阴阳交[3]，交者死也。

帝曰：愿闻其说，岐伯曰：人所以汗出者，皆生于谷，谷生于精。今邪气交争于骨肉而得汗者，是邪却而精胜也。精胜，则当能食而不复热，复热者，邪气也，汗者，精气也。今汗出而辄复热者，是邪胜也，不能食者，精无俾[4]也，病而留者[5]，其寿可立而倾[6]也。且夫《热论》[7]曰：汗出而脉尚躁盛者死。今脉不与汗相应，此不胜其病也，其死明矣。狂言者，是失志，失志者死。今见三死，不见一生，虽愈必死[8]也。

【注释】

[1]辄（zhé）：立即。

[2]躁疾：此指脉象躁动疾数。

[3]阴阳交：病名，指热病过程中阳邪（热邪）交入阴分，阴精被夺而耗竭，阴不制阳而阳邪亢盛的一种危重病证。

[4]精无俾：精气得不到继续补充。俾，通"裨"，益也。

[5]病而留者：邪气留恋不去。

[6]倾：倾败。此作"危"解。

[7]《热论》：古医经。王冰注："谓上古《热论》。"

[8]今见三死，不见一生，虽愈必死：杨上善注："汗出而热不衰，死有三候：一不能食，二犹脉躁，三者失志。汗出而热，有此三死之候，未见一生之状，虽瘥必死。又有三分之死，未见一分之生也。"

【经文分析】

1. 阴阳交的概念

阴阳交即阳热邪气入于阴分，与阴精正气交结不解，阴精耗竭，阴不制阳而阳邪亢盛的一种危重病证，属于外感热病过程中的一种危重病证。

2. 病机

邪热炽盛，煎耗阴精，阴精耗竭，邪盛正虚，气血两燔，邪陷心包。

3. 病候

汗出复热：邪热炽盛，不因为出汗而衰减；

脉躁疾：盛邪煎迫，血流奔腾；

狂言失志：邪热入营，内陷心包；

不能食：邪胜正衰，胃气衰败。

即见三死（汗出复热死、脉燥疾死、狂言失志死），不见一生（不能食）。

4. 预后

预后不良，因其阴精正气枯竭，阳热邪气不退。故预后不良（死证），属危重病，须及时救治。

二、风厥

【原文】

帝曰：有病身热汗出烦满，烦满不为汗解，此为何病？岐伯曰：汗出而身热者，风也；汗出而烦满不解者，厥[1]也，病名曰风厥[2]。帝曰：愿卒闻之，岐伯曰：巨阳主气，故先受邪，少阴与其为表里也，得热则上从之[3]，从之则厥也。帝曰：治之奈何？岐伯曰：表里刺之[4]，饮之服汤[5]。

【注释】

[1]厥：此作气逆，指下气（少阴肾经之气）上逆。

[2]风厥：病证名，因感受风邪，太阳风热之邪，引动少阴气机上逆所致的病证。

[3]上从之：指少阴之气，随从太阳之气上逆而行。

[4]表里刺之：即针刺表（太阳）里（少阴）两经。《类经》曰："阳邪盛者，阴必虚，当泻太阳之热，补少阴之气，合表里而刺之也。"

[5]饮之服汤：《脉经》《太素》均无"服"字。观王冰注："饮之汤者，谓止逆上之肾气也"。"服"字疑衍。杨上善："饮之汤液，以疗其内"。则"汤"指"汤液"而言。

【经文分析】

1. 风厥的含义

汗出受风，阴精受伤，虚热上扰，是外感热病的一种变证。

2. 病候

身热，汗出，烦满（懑，闷），不为汗解。

3. 病因病机

汗出冒风，风邪外袭太阳，邪正交争于肌表——发热汗出（风为阳邪，其性开泄）；

邪乘正虚（少阴内虚），内袭少阴——阴精受伤，虚火上扰心神——烦闷。

4. 治法

表里刺之——当表里兼治，扶正祛邪同用。

泻太阳以散在表之风邪，补少阴以益肾中阴精。针刺以泻足太阳膀胱经的风门穴，补足少阴肾经的太溪穴。

饮之（服）汤——服用疏风清热、滋阴生津之方药，如加减葳蕤汤等。

三、劳风

【原文】

帝曰：劳风[1]为病何如？岐伯曰：劳风法在肺下[2]，其为病也，使人强上冥视[3]，唾出若涕，恶风而振寒，此为劳风之病。帝曰：治之奈何？岐伯曰：以救俛仰[4]。巨阳引[5]。精者三日，中年者五日，不精者七日[6]，咳出青黄涕，其状如脓，大如弹丸，从口中若鼻中出，不出则伤肺，伤肺则死也。

【注释】

[1]劳风：病名。杨上善注："劳中得风为病，名曰劳中，亦曰劳风。"

[2]法在肺下：劳风的受邪部位常在肺下（里）。法，《尔雅·释诂》："常也"。

[3]强上冥视：颈项强直，视物模糊不明。

[4]以救俛仰：治劳风应以救治头项强直、俯仰困难为要。

[5]巨阳引：指针刺足太阳经，引，针刺。

[6]精者三日，中年者五日，不精者七日：精者，谓精气旺盛之人。此谓年轻力壮，精气充沛者，病易愈；中、老年人精气渐衰，治愈的日数较长。三、五、七乃指病情缓解时间的先后。

【经文分析】

1. 劳风的含义

劳后受风，风邪伤肺所致之病证。

2. 病候

头项强急，视物眩冒不清，吐浓稠痰，恶风寒颤。

3. 病因病机

因劳（正气先伤）后受风，风邪外袭太阳，郁遏卫气——恶风振寒；

太阳经气不利——强上冥视；

风邪伤肺，肺失宣降——咳唾黄青涕，其状如脓。

4. 治法

用针刺太阳经的方法，疏通太阳经气，使达于上，以疏散风邪，舒畅太阳经气，并助肺气之宣降，以散风邪的同时祛痰浊。

药治可用疏风解表，清肺化痰法。

5. 预后

精者（少壮）三日，中年者五日，不精者（老年）七日。

年轻气血旺盛体质强壮者，抗邪有力，邪气容易祛除，故病易愈，病程短，预后好。年老气血不足体质较差者，抗病力弱，邪易乘虚内陷，故病难治，病程长，预后不良。

四、肾风及风水

【原文】

帝曰：有病肾风者，面胕痝然壅[1]，害于言[2]，可刺不？岐伯曰：虚不当刺。不当刺而刺，后五日，其气必至[3]。帝曰：其至何如？岐伯曰：至必少气、时热，时热从胸背上至头，汗出手热，口干苦渴，小便黄，目下肿，腹中鸣，身重难以行，月事不来，烦而不能食，不能正偃[4]，正偃则咳甚，病名曰风水[5]，论在《刺法》[6]中。

帝曰：愿闻其说。岐伯曰：邪之所凑，其气必虚。阴虚者，阳必凑之，故少气时热[7]而汗出也。小便黄者，少腹中有热也。不能正偃者，胃中不和也。正偃则咳甚，上迫肺[8]也。诸有水气者，微肿先见于目下也。帝曰：何以言？岐伯曰：水者，阴也。目下，亦阴也。腹者，至阴之所居[9]，故水在腹者，必使目下肿也。真气上逆[10]，故口苦、舌干，卧不得正偃，正偃则咳出清水也。诸水病者，故不得卧，卧则惊，惊则咳甚也。腹中鸣者，病本于胃也。薄脾则烦不能食，食不下者，胃脘隔也。身重难以行者，胃脉在足也。月事不来者，胞脉闭也[11]，胞脉者，属心而络于胞中，今气上迫肺，心气不得下通，故月事不来也。帝曰：善。

【注释】

[1] 面胕瘖（máng）然壅：张介宾《类经·疾病类·三十一》注："胕，浮肿也。"王冰注："瘖然者，肿起貌。"

[2] 害于言：张志聪《素问集注》注："少阴之脉，贯肾系舌本，水邪上逆，故壅害于言。"

[3] 不当刺而刺，后五日，其气必至：气，病气。"至，谓至极也。"极有"甚"义，故"至"指病情加重。句意为：肾之精气不足，风邪侵袭而成肾风，肾风虚不当刺，不当刺而刺，则真气愈虚，脏气五日一周，复归于肾，邪气必随之入肾，引起严重的风水变证。

[4] 正偃：即仰卧，平卧。

[5] 风水：是由肾风误治而致的水肿变证。与后世所言的伤于风邪而致的急性水肿有所不同。

[6]《刺法》：张介宾《类经》注："即《水热穴论》也。"

[7] 少气时热：张志聪《素问集注》注："风邪伤肾，精气必虚，阴虚则阳往乘之；故时时发热；肾为生气之源，故少气也。"

[8] 迫肺：正偃则水邪上迫于肺。

[9] 腹者，至阴之所居：张志聪《素问集注》注："太阴者至阴也，水邪上乘于腹，始伤胃而渐及于脾，故微肿先见于目下，脾主约束也。"

[10] 真气上逆：张志聪《素问集注》注："真气者，藏真之心气也。心属火而恶水邪，水气上乘，则迫其心气上逆，是以口苦舌干。"

[11] 月事不来者，胞脉闭也：胞即子宫，胞脉即子宫的络脉。高世栻《黄帝素问直解》注："胞脉主冲任之血，月事不来者，乃胞脉闭也。中焦取汁，奉心化赤，血归胞中。故胞脉者，属心而络于胞中。今水气上迫肺，心气不得下通，故月事不来也。"

【经文分析】

1. 肾风

（1）含义

风热伤肾，肾的气化功能失常，水邪泛溢而出现面目浮肿，妨碍言语的病证。

（2）病候

颜面浮肿，言语发音不清。

（3）病机

风邪伤肾，肾的气化功能失常，水液代谢障碍，水邪泛溢。

2. 风水

（1）含义

肾风误治（真气更虚）而出现的一种水邪泛溢更甚的病证。（与内科所言"风水"有异）

（2）病候及病机

见表 19。

表 19　风水的证候及病机

病候	机制
少气时热（热从胸背上至头），汗出手热	阴虚热扰（邪之所凑，其气必虚，阴虚者，阳必凑之）
口干苦渴	真气（心火）上逆
小便黄	少腹部中有热（下焦湿热）
目下肿	水在腹者必使目下肿也（眼胞属脾，脾不制水）
腹中鸣，身重难以行	气化失常，水积于胃（病本于胃，胃脉在足）
月事不来	水气上迫肺，心气不得下通，胞脉闭
烦而不能食	水气薄脾，胃失和降（胃脘膈）
不能正偃，正偃则咳（出清水）	偃卧则水气上逆更甚，心肺气逆故惊悸、咳喘

3. 肾风与风水之异同

本篇风水系肾风误治，病情加重的疾病，但临床上两个病证有很多内在联系。

见表20。

表20　肾风与风水的区别

	同	异	
		肾风	风水
病因	风邪	感受风邪，风挟寒邪	肾风误治所致，以肾虚为内因，以风邪侵袭为外因
病位	肾、肺	以肾为主，肾风病可影响到心脏	以肾为本，以肺为标，病可影响到脾、胃、心、胞脉等
脉象	浮	大、紧	"肾肝并沉为石水，并浮为风水"（《大奇论》）
症状	水肿	面部胕瘲然壅，颜面浮肿	目下先肿，一身尽肿，腹中有水而腹鸣腹大，手足及腹部按之凹而不起，口干苦，不能平卧，平卧则咳吐清水，食不下，身重，小便黄，月事不来

从上述可见风水是由于肾风误治之后，不仅水邪仍盛，且正气更虚，阴虚热扰，脏腑气机亦因水邪内迫而障碍逆乱。

复习思考题

1."阴阳交"的病因、病机及预后如何？

2.说明热病过程中邪正之间的消长关系及其对病情和预后的影响。

3.试述风厥的概念、治法及临床意义。

4.何谓劳风、风水？

5.背诵：人所以汗出者……虽愈必死也。

第三节　素问·咳论

目的与要求

1.掌握"五脏六腑皆令人咳"和"聚于胃，关于肺"的理论观点。

2.熟悉咳证的治疗大法。

3.了解五脏咳和六腑咳的病候。

题解

本篇全面论述了咳嗽的病因病机、证候分类、症状、传变及针治大法等，故名《咳论》。

一、五脏六腑皆令人咳

【原文】

黄帝问曰：肺之令人咳何也？岐伯对曰：五脏六腑皆令人咳[1]，非独肺也。帝曰：愿闻其状？岐伯曰：皮毛者，肺之合也，皮毛先受邪气，邪气以从其合[2]也。其寒饮食入胃，从肺脉上至于肺[3]，则肺寒，肺寒则外内合邪[4]，因而客之，则为肺咳。五脏各以其时受病[5]，非其时各传以与之[6]。人与天地相参，故五脏各以治时，感于寒则受病，微则为咳，甚者为泄为痛。乘秋则肺先受邪，乘春则肝先受之，乘夏则心先受之，乘至阴则脾先受之，乘冬则肾先受之。

【注释】

[1]五脏六腑皆令人咳：五脏六腑病变均可影响肺而致咳。张志聪注："肺主气而位居尊高，受百脉朝会，是咳虽肺证，而五脏六腑之邪皆能上归于肺而为咳"。

[2]邪气以从其合：邪气入侵皮毛而内传于所合之肺脏。合，此指与皮毛对应相关的肺脏。

[3]其寒饮食入胃，从肺脉上至于肺：肺经脉起于中焦胃，下络大肠，还循胃口，上膈属肺。故寒饮寒食入胃，寒气可循肺脉上入肺中。

[4]外内合邪：即内外寒邪相合。外，指外感寒邪；内，指内伤寒饮食。

[5]五脏各以其时受病：五脏在各自所主的季节感受邪气发病。其时，指五脏分别主令的时节，如肝主春，心主夏等。

[6]非其时各传以与之：五脏在各自所主时令感受邪气后，传于肺而引起咳病。非其时，指非肺所主的秋季。

【经文分析】

1. 咳嗽的病变部位

"肺之令人咳",强调咳病病位在肺。

2. 咳嗽的病因

外被风寒等邪气所伤——"皮毛先受邪气" ⎫ 形寒寒饮伤肺
寒饮停聚——"寒饮食入胃",其寒邪"从肺脉上至于肺" ⎭ (内外合邪)

"内外合邪"的致病观和肺胃是咳嗽之源的观点,为咳病的治疗和预防提供了理论依据。

3. 咳嗽的病机

"五脏六腑皆令人咳,非独肺也",强调咳嗽的病机与五脏六腑都有关系,五脏六腑先受邪气,影响到肺,使肺气宣降失常,导致咳嗽。

意义:咳嗽的论治要辨明病因病机及其标本关系,考虑五脏六腑的影响,通过调理五脏六腑的病变达到治疗目的。

4. 咳与四时气候的关系

他脏受邪,传于肺而为咳。

乘秋肺先受邪传肺

五脏各以其治 ⎧ 甚则为泄为痛   ⎧ 乘春肝先受邪传肺
时感寒受病 ⎨ 微则传与肺而为咳 ⎨ 乘夏心先受邪传肺
(人与天地相参) (五脏相通) ⎩   ⎨ 乘至阴脾受邪传肺
                  ⎩ 乘冬肾先受邪传肺

二、五脏六腑咳病候及治疗

【原文】

岐伯曰:肺咳之状,咳而喘息有音,甚则唾血。心咳之状,咳则心痛,喉中介介如梗状,甚则咽肿喉痹。肝咳之状,咳则两胁下痛,甚则不可以转,转则两胠下满。脾咳之状,咳则右胁下痛[1],阴阴引肩背,甚则不可以动,动则咳剧。肾咳之状,咳则腰背相引而痛,甚则咳涎。

帝曰:六腑之咳奈何?安所受病?岐伯曰:五脏之久咳,乃移于六腑。脾咳不已,则胃受之,胃咳之状,咳而呕,呕甚则长虫出。肝咳不已，则胆受之，胆咳之状，咳呕胆汁。肺咳不已，则大肠受之，大肠咳状，咳而遗失[2]。心咳不已，则小肠受之，小肠咳状，咳而失气，气与咳俱失。肾咳不已，则膀胱受之，膀胱咳状，咳而遗溺。久咳不已，则三焦受之，三焦咳状，咳而腹满，不欲食饮。此皆聚于胃，关于肺[3]，使人多涕唾[4]而面浮肿气逆也。

　　帝曰：治之奈何？岐伯曰：治脏者治其俞，治腑者治其合，浮肿者治其经[5]。

【注释】

　　[1]右胁下痛：脾肺行气于右，脾咳之病其脾肺气逆滞于右胠下，故痛。王冰注："脾气主右，故右胠下阴阴然深慢痛也"。

　　[2]遗失：失，当为"矢"之误字。遗矢，即大便失禁。

　　[3]此皆聚于胃，关于肺：水饮聚于胃，则上关于肺而为咳。言咳病与肺胃两脏关系最密切。

　　[4]涕唾：《内经》无"痰"字，涕唾，即指痰。

　　[5]俞、合、经：指五输穴中的输穴、合穴、经穴。

【经文分析】

1.五脏咳的病候

　　见表21。

表21　五脏咳的病候

五脏咳	病候
肺咳	咳而喘息有音，甚则唾血
心咳	咳则心痛，喉中介介如梗状，甚则咽肿喉痹
肝咳	咳则两胁下痛，甚则不可以转，转则两胠下满
脾咳	咳则右胁下痛，阴阴痛引肩背，甚则不可以动，动则咳剧
肾咳	咳则腰背相引而痛，甚则咳涎

2.六腑咳的病机和病候

　　（1）病机

　　五脏之久咳乃移于六腑——五脏咳不愈，病情发展累及六腑。

五脏咳表现的是五脏经络循行部位的病变，而六腑咳已经影响到腑的气机的功能，故五脏咳病变轻于六腑咳。

（2）病候

六腑咳的病候见表22。

表22　六腑咳的病候

六腑咳	病候
胃咳	咳而呕，呕甚则长虫出
胆咳	咳呕胆汁
大肠咳	咳而遗矢（屎）
小肠咳	咳而失气，气与咳俱失
膀胱咳	咳嗽而遗溺（尿）
三焦咳	咳而腹满，不欲食饮，多涕唾而面浮肿气逆

3."聚于胃，关于肺"

原指三焦咳，但因三焦咳是五脏六腑久咳不已而致，故亦是对脾（胃）肺气化功能虚衰的慢性痰湿咳嗽的病机的高度概括。如图11。

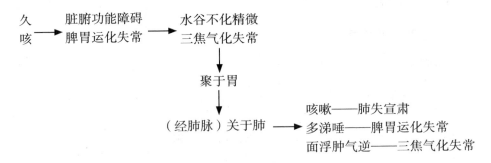

图11　咳聚于胃关于肺

4.咳嗽的治法

治脏者治其俞："所注为俞（输）"，在五脏所属经脉的腧穴如肺俞太渊……肝俞太冲等，可以治疗其所注入之邪。

治腑者治其合："所入为合"，在六腑之合穴，如大肠合曲池，胃合足三里……胆合阳陵泉等，能治由五脏进一步入于六腑之邪。

浮肿者治其经："所行为经"，各经脉之经穴，如肺之经穴经渠，大肠之经穴阳溪……胆之经穴阳辅，肝之经穴中封等，能疏通脏腑气机，行其水湿，故"浮肿者治其经"。

虽言针法，主旨仍在于辨证论治。后世虽多从外感、内伤及脏腑病机角度论治咳嗽，但亦秉此原则而立法。

复习思考题

1."五脏六腑皆令人咳"的含义是什么？临床有何指导意义？

2.引起咳嗽的病因是什么？在发病上有何特点？

3.五脏咳和六腑咳的临床表现有哪些？它们的传变规律如何？

4."聚于胃，关于肺"说明什么问题？对临床有何指导意义？

5.背诵："五脏六腑皆令人咳……甚者为泄、为痛。"

第四节　素问·举痛论（节选2）

目的与要求

> 1.掌握痛证的基本病机；
>
> 2.熟悉痛证的望色辨证要点；
>
> 3.了解各种痛证的具体机制。

题解

本篇首举寒邪客于脏腑经脉所引起的多种疼痛为例，说明诊法在临床上的具体运用。继则对怒、喜、悲、思、惊、恐、寒、热、劳等9种病因引起正气失调的机制进行了论述。因本篇首论疼痛，故名篇。

一、五脏卒痛的病机

【原文】

黄帝问曰：余闻善言天者，必有验于人；善言古者，必有合于今；善言人者，必有厌于己[1]。如此，则道不惑而要数极，所谓明也。

今余问于夫子，令言而可知，视而可见，扪而可得，令验于己，而发蒙解惑，可得而闻乎？岐伯再拜稽首对曰：何道之问也？帝曰：愿闻人之五脏卒痛，何气使然？岐伯对曰：经脉流行不止，环周不休。寒气入经而稽迟，泣而不行，客于脉外则血少，客于脉中则气不通，故卒然而痛。

【注释】

[1]有厌于己：厌：合。"有厌于己"即"有合于己"。

【经文分析】

1.四诊合参

"言而可知""视而可见""扪而可得"，即问、望、闻、切四诊合参，在此基础上说明痛证的病变机制。

2.痛证的病因病机

痛证的病因：多由寒邪阻滞经脉所致。

寒邪客于脉中→经脉不通，气血运行不畅→不通则痛→实证。

寒邪客于脉外→脉络收缩，气血运行不足，脉外组织（脏腑组织）得不到气血的濡养→不荣则痛→虚证。

痛证的病机："不通则痛""不荣则痛"。

意义：

辨证：以虚实为纲。一般新病、痛剧、拒按属于实证，反之属于虚证。

治疗：不可拘泥于"通"法，应根据病因病机判断属性，灵活掌握各种方法。

二、各种痛证的具体病机和证候

【原文】

岐伯曰：寒气客于脉外则脉寒，脉寒则缩蜷，缩蜷则脉绌急[1]，绌急则外引小络，故卒然而痛，得炅[2]则痛立止。因重中于寒，则痛久矣。寒气客于经脉之中，与炅气相薄则脉满，满则痛而不可按也。

寒气稽留，炅气从上，则脉充大而血气乱，故痛甚不可按也。寒气客于肠胃之间，膜原[3]之下，血不得散，小络急引故痛。按之则血气散，故按之痛止。寒气客于侠脊之脉[4]，则深按之不能及，故按之无益也。寒气客于冲脉，冲脉起于关元[5]，随腹直上，寒气客则脉不通，脉不通则气因之，故喘动应手矣。寒气客于背俞之脉[6]则脉泣，脉泣则血虚，血虚则痛，其俞注于心，故相引而痛。按之则热气至，热气至则痛止矣。寒气客于厥阴之脉，厥阴之脉者，络阴器，系于肝，寒气客于脉中，则血泣脉急，故胁肋与少腹相引痛矣。厥气客于阴股，寒气上及少腹，血泣在下相引，故腹痛引阴股[7]。寒气客于小肠膜原之间，络血之中，血泣不得注于大经，血气稽留不得行，故宿昔而成积矣。寒气客于五脏，厥逆上泄，阴气竭，阳气未入，故卒然痛死不知人[8]，气复反则生矣。寒气客于肠胃，厥逆上出，故痛而呕也。寒气客于小肠，小肠不得成聚[9]，故后泄腹痛矣。热气留于小肠，肠中痛，瘅热[10]焦渴，则坚干不得出，故痛而闭不通矣。

【注释】

[1]绌急：绌，屈曲。急，拘急。

[2]炅：热。《通雅》："《灵》《素》之炅，当与热同。"

[3]膜原：胸腹腔内肓膜的原系。《素问·疟论》王冰注："募原，谓鬲募之原系"。

[4]侠脊之脉：侠，同"夹"，指督脉。杨上善注："督脉夹脊，故曰侠脊脉也"。

[5]关元：穴名，在脐下3寸。

[6]背俞之脉：指足太阳之脉。

[7]阴股：大腿内侧。

[8]厥逆上泄，阴气竭，阳气未入，故卒然痛死不知人：张志聪注："寒气客于五脏，脏阴之气，厥逆于上，而从上泄，则阴气内竭矣，阳热之气又未入于内，则里气虚伤，故卒然痛死不知人。"

[9]小肠不得成聚：张介宾注："小肠为丙火之腑，而寒邪胜之，则阳气不化，水谷不得停留，故为后泄腹痛。"

［10］瘅热：内热。

【经文分析】

1. 疼痛与缓解方法有关

如图 12。

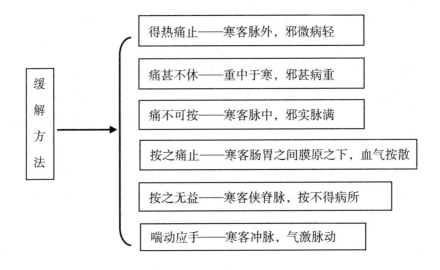

图 12　疼痛与缓解方法的关系

2. 牵引性疼痛

如图 13。

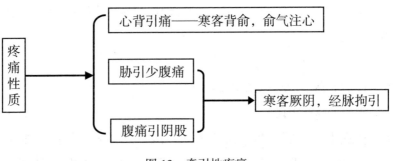

图 13　牵引性疼痛

3. 伴有不同兼证

如下图 14。

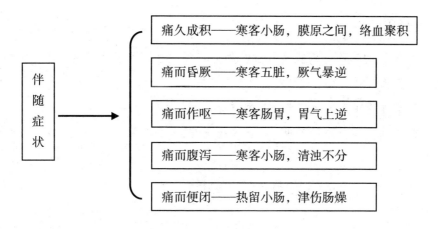

图 14 疼痛伴随的症状

三、痛证的望色要点

【原文】

帝曰：所谓言而可知者也，视而可见，奈何？岐伯曰：五脏六腑，固[1]尽有部，视其五色，黄赤为热，白为寒，青黑为痛，此所谓视而可见者也。帝曰：扪而可得，奈何？岐伯曰：视其主病之脉，坚而血及陷下者[2]，皆可扪而得也。帝曰：善。

【注释】

[1] 固：明抄本"固"作"面"。张志聪注："五脏六腑之气色，皆见于面，而各有所主之部位。"

[2] 坚而血及陷下者：此指局部按诊。按之坚硬，局部血脉壅盛，属实；按之陷下濡软，为虚。

【经文分析】

1. 面部分部

见《灵枢·五色》。

2. 五色主病

黄赤为热邪熏蒸，故主病为热；白为气血虚少，阴寒内盛，为痛为寒；青黑为寒凝气血不通，故主痛。

复习思考题

1.痛证的病因、病机是什么？如何理解"寒气入经而稽迟，客于脉外则血少，客于脉中则气不通"？

2.简要说明痛证的望色诊病要点。

3.背诵：经脉流行不止……故卒然而痛。

第五节　素问·痹论

目的与要求

1.掌握痹证的基本病机。

2.熟悉痹证的治疗大法和营卫气与痹证的关系。

3.了解"行、痛、着痹"，五体痹，五脏痹，六腑痹的病候；痹证各种兼证的机制和预后。

题解

本篇系统论述了痹证的病因、病机、分类、证候、治法和预后等，故名篇。

一、痹证的基本病机

【原文】

黄帝问曰：痹之安生[1]？岐伯对曰：风寒湿三气杂至，合而为痹[2]也。其风气胜者为行痹[3]，寒气胜者为痛痹[4]，湿气胜者为着痹[5]也。

帝曰：其有五者何也？岐伯曰：以冬遇此者为骨痹，以春遇此者为筋痹；以夏遇此者为脉痹；以至阴遇此者为肌痹；以秋遇此者为皮痹。

帝曰：内舍五脏六腑，何气使然？岐伯曰：五脏皆有合，病久而不去者，内舍于其合也。故骨痹不已，复感于邪，内舍于肾；筋痹不已，复感于邪，内舍于肝；脉痹不已，复感于邪，内舍于心；肌痹不已，复感于邪，内舍于脾；皮痹不已，复感于邪，内舍于肺；所谓痹者，各以其时重感于风寒湿之气也。

【注释】

［1］安生：怎样发生。

［2］风寒湿三气杂至，合而为痹：杂，错杂。言风寒湿三气，错杂相合，侵入人体之后可致痹证。

［3］行痹：以酸痛游走而无定处为特点的痹证。张志聪注："风者善行而数变，故其病流行而无定处。"高世栻注："三邪之中，复有偏胜，其风气胜者，风无定体，故为行痹。"

［4］痛痹：以疼痛剧烈、固定不移为特点的痹证。张志聪注："寒为阴邪，痛者阴也。是以寒气胜者为痛痹。"

［5］着痹：着，重着难去之意。着痹是以肢体沉重难举为特点的痹证。张介宾注："着痹者，肢体重着不移，或为疼痛，或为顽木不仁。湿从土化，病多发于肌肉。"

【经文分析】

1. 概念

痹，闭也，阻塞不通。既指一切闭塞、壅滞、不通的病机，又指由经络阻滞、营卫凝涩、脏腑气血运行不畅而导致的疾病。

本篇所述痹是指风寒湿邪气侵犯人体，导致脏腑经络气血痹阻不通，引起以肢体关节疼痛酸楚，麻木不仁，沉重以及脏腑功能障碍，气机升降出入阻滞不畅为特点的一类病证。

2. 病因病机

风寒湿侵袭→气血运行受阻，营卫凝涩→壅闭经络→气血不行→痹证。

应注意是三气杂至，合共犯人，导致痹证。

3. 分证

（1）病因分证

①行痹——风气胜——疼痛呈游走性；

②痛痹——寒气胜——疼痛剧烈，病位固定；

③着痹——湿气胜——痛处重滞固定，顽麻不仁。

三种痹证均在风寒湿气杂至的基础上由某一邪气偏胜而致，提示治疗必须既三邪并祛，又着重祛除其偏胜邪气。

（2）脏腑组织分证

五体痹：骨痹、筋痹、脉痹、肌痹、皮痹；

五脏痹：肾痹、肝痹、心痹、脾痹、肺痹。

注意：五体痹系以痹证所在部位分，行、痛、着痹系从病因（感邪偏胜情况）分，是同一痹证的两种不同分类方法，并非五体痹之外另有行、痛、着痹。

4. 五体痹和五脏痹的基本病机

（1）五体痹病机：五脏主令之时，邪气侵犯，痹阻其相应体表组织的气机。

（2）五脏痹病机：五体痹不已，再于五脏主令之时"重感于风寒湿之气"。

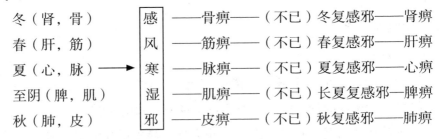

二、痹的五脏六腑分证、预后及治疗

【原文】

凡痹之客五脏者，肺痹者，烦满喘而呕。心痹者，脉不通，烦则心下鼓，暴上气而喘，嗌干善噫，厥气上则恐。肝痹者，夜卧则惊，多饮，数小便，上为引如怀[1]。肾痹者，善胀，尻以代踵，脊以代头[2]。脾痹者，四肢解堕[3]，发咳呕汁，上为大塞[4]。肠痹者，数饮而出不得，中气喘争[5]，时发飧泄。胞痹[6]者，少腹膀胱按之内痛，若沃以汤^[7]，涩于小便，上为清涕。

阴气者，静则神藏，躁则消亡。饮食自倍，肠胃乃伤。淫气^[8]喘息，痹聚在肺；淫气忧思，痹聚在心；淫气遗溺，痹聚在肾；淫气乏竭，痹聚在肝；淫气肌绝^[9]，痹聚在脾。诸痹不已，亦益内^[10]也。其风气胜者，其人易已也。

帝曰：痹，其时有死者，或疼久者，或易已者，其何故也？岐伯曰：其入脏者死，其留连筋骨间者疼久，其留皮肤间者易已。

帝曰：其客于六腑者何也？岐伯曰：此亦其食饮居处，为其病本也。六腑亦各有俞，风寒湿气中其俞，而食饮应之，循俞而入，各舍其腑也。

帝曰：以针治之奈何？岐伯曰：五脏有俞，六腑有合^[11]，循脉之分，各有所发，各随其过，则病瘳也^[12]。

【注释】

[1]上为引如怀：形容腹胀大，如怀妊之状。

[2]尻以代踵，脊以代头：形容形身伛偻，下肢屈曲，自后望去，病人若以骶部着地，而脊项颈部高于头部的样子。尻，尾骶部。踵，足后跟。

[3]解堕：同"懈堕"。

[4]大塞：大，为"不"，系形误。"不"与"否"古通，《广雅·释诂四》："否，不也。""否"与"痞"通，是则"大塞"即"痞塞"。

[5]中气喘争：中气，指腹中之气。喘，为"揣"的通假字，"动"的意思。中气喘争指腹中肠管蠕动鸣响。

[6]胞痹：胞，脬。即膀胱痹。

[7]若沃以汤：按之热甚，如灌以热水。沃，灌也。

[8]淫气：指内脏淫乱之气。

[9]肌绝：肌肉消瘦。

[10]益内：日益向内发展。

[11]五脏有俞，六腑有合：言五脏六腑各有相应的俞穴与合穴，均可用为治疗脏腑痹。

[12]各随其过，则病瘳（chōu）也：瘳，愈。各随其病变之所在而

治之则病愈。过，此处指病所。

【经文分析】

1.脏腑痹的病候

见表23。

表23　脏腑痹的病候

脏腑痹	病候
肺痹	烦满，喘而呕。
心痹	脉不通，烦则心下鼓，暴上气而喘，嗌干，善噫，厥气上则恐。
肝痹	夜卧则惊，多饮数小便，上为引如怀。
肾痹	善胀，尻以代踵，脊以代头。
脾痹	四肢懈怠，发咳呕汁，上为大塞。
肠痹	数饮而出不得，中气喘争，时发飧泄。
胞痹	少腹膀胱按之内痛，若沃以汤，涩于小便，上为清涕。

2.脏腑痹的病机

（1）五脏痹的病机

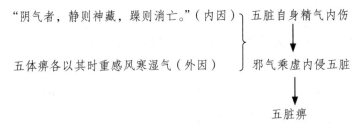

（2）六腑痹的病机

饮食居处失常——六腑气机紊乱（为其病本，内因）　}
循俞而入，各舍其腑　　　　　　　　　　　　　　　}内外因共同作用→六腑痹
风寒湿气中六腑之俞（外因），食饮应之（内因）　}

五脏痹和六腑痹都是在脏腑气机紊乱、精气内虚的基础上感受风寒湿邪，外因与内因共同作用而发病。

3.痹证的预后

（1）诸（肢体）痹不已，亦益内也（肢体痹→脏腑痹）；

（2）其风气胜者易已（行痹，风性善行易动，易于祛除）；

（3）入脏者死（五脏痹，五脏气机痹阻，功能障碍，精气耗伤）；

（4）留连筋骨间者疼久（筋痹、骨痹，既不入脏而死，又不在皮肤而易已，留连筋骨间不去）；

（5）留连皮肤者易已（皮痹，痹气易从体表祛除）。

4.痹证的针治大法

五脏痹：刺五输穴中的"俞穴"；

六腑痹：刺"合穴"；

五体痹：按病变所在，针刺经过该部位经脉上的腧穴（辨证论治）。

三、营卫气与痹证的关系

【原文】

帝曰：荣卫之气，亦令人痹乎？岐伯曰：荣者，水谷之精气也，和调于五脏，洒陈于六腑，乃能入于脉也。故循脉上下，贯五脏，络六腑也。卫者，水谷之悍气也。其气慓疾滑利，不能入于脉也。故循皮肤之中，分肉之间，熏于肓膜，散于胸腹，逆其气[1]则病，从其气则愈，不与风寒湿气合，故不为痹。

【注释】

[1]其气：指营卫二气。

【经文分析】

1.荣卫的性质和功能

见表24。

表24　荣卫的性质和功能

分类	性质	功能
荣	水谷之精气	滋养脏腑及全身组织
卫	水谷之悍气	温养肌肤，御抗外邪，温养胸腹腔中脏腑

2.荣卫与痹病的关系

荣卫为人身的正气，运行正常，不为邪气痹阻则不致痹病。

痹病乃因风寒湿气痹阻荣卫气机，致荣卫气运行逆乱失常而产生。

四、痹证的各种兼证

【原文】

帝曰：善。痹，或痛，或不痛，或不仁，或寒，或热，或燥，或湿，其故何也？岐伯曰：痛者，寒气多也，有寒故痛也。其不痛不仁者，病久入深，荣卫之行涩，经络时疏，故不通，皮肤不营，故为不仁。其寒者，阳气少，阴气多，与病相益[1]，故寒也。其热者，阳气多，阴气少，病气胜，阳遭阴[2]，故为痹热。其多汗而濡者，此其逢湿甚也。阳气少，阴气盛，两气相感[3]，故汗出而濡也。

帝曰：夫痹之为病，不痛何也？岐伯曰：痹在于骨则重；在于脉则血凝而不流；在于筋则屈不伸；在于肉则不仁；在于皮则寒。故具此五者，则不痛也。凡痹之类，逢寒则虫[4]，逢热则纵。帝曰：善。

【注释】

[1] 阳气少，阴气多，与病相益：阳气少，阴气多，指体质偏于阳虚阴盛。病，指风寒湿邪。相益，相加。李中梓注："痹病本属阴寒，若阳气不足之人，则寒从内生，与外病相帮助，故寒也。"

[2] 阳气多，阴气少，病气胜，阳遭阴：素体阳盛阴虚，感邪后，阴不胜阳，邪气从阳化热。遭，《甲乙经》作"乘"，战而胜之也。张介宾注："阳盛遭阴，则阴气不能胜之，故为痹热。"

[3] 两气相感：指人体偏盛之阴气与感受之湿邪相互作用。王冰注："中（内）表（外）相应，则相感也。"

[4] 逢寒则虫：痹证遇寒则拘急疼痛。虫，《甲乙经》《太素》均作"急"，"虫疑为"疭"，通"疼"。

【经文分析】

1.痹证各种兼证的机制

如表25。

表 25 痹证的各种兼证

兼证	机制
痛	寒气多，寒性收引凝滞，致气血不通，筋脉拘急
不痛不仁	病久入深，荣卫衰少，运行不畅（经络空疏——不痛，皮肤不营——不仁），病情更深重
寒（形寒畏冷）	阳气少，阴气多（体质阳虚阴盛），与病（阴寒之邪）相益
热（痹热）	阳气多，阴气少（体质阴虚阳盛），病气胜，阳遭阴（受邪后阴不胜阳，邪从阳化热）
多汗而濡（出汗多，皮肤湿润）	阳气少，阴气盛（体质阳虚阴盛，兼逢湿气盛），两气相感

2. 五体痹的病候

如表 26 所示。

表 26 五体痹的症候

五体痹	症候
骨痹	躯体重着，活动不便
脉痹	血脉滞阻
筋痹	肢体屈曲拘挛
肉痹	顽麻不仁，感觉迟钝
皮痹	皮肤不温

具此五者则不痛：是单一部位受病，整体气血未受痹阻，故痛不甚。这是对前文五体痹的补充论述，也是对痹证以痛为主症的一个反证。

3. 痹证病情与气候寒热的关系

凡痹之类 { 逢寒则虫 [疼（痋的通假字）；急的误字，拘挛]
逢热则纵 [疼痛、拘急症状缓解，弛缓]

复习思考题

1. 试述痹证的基本病机和行、痛、着三痹的具体病机、病候。

2. 试述痹证分类及辨证要点。

3.营卫气有何重要生理功能？与痹证有何关系？

4.试述痹证的针治大法。

5.背诵

（1）风寒湿三气杂至……内舍于其合也。

（2）荣者，水谷之精气也……不与风寒湿气合，故不为痹。

第六节　素问·痿论

目的与要求

1.掌握痿病的病机，"治痿独取阳明"的理论。

2.熟悉"五脏因肺热叶焦，发为痿躄"的意义；"五体痿"的病因病机。

3.了解"五体痿"的病候。

题解

本篇对痿躄、脉痿、筋痿、肉痿、骨痿的病因病机、症状及治疗进行了全面的论述，是讨论痿病的专篇，故以名之。

一、五体痿的病因病机与病候

【原文】

黄帝问曰：五脏使人痿[1]何也？岐伯对曰：肺主身之皮毛，心主身之血脉，肝主身之筋膜，脾主身之肌肉，肾主身之骨髓。故肺热叶焦[2]，则皮毛虚弱急薄，著则生痿躄[3]也。心气热，则下脉厥而上，上则下脉虚，虚则生脉痿，枢折挈，胫纵而不任地也。肝气热，则胆泄口苦，筋膜干，筋膜干则筋急而挛，发为筋痿。脾气热，则胃干而渴，肌肉不仁，发为肉痿。肾气热，则腰脊不举，骨枯而髓减，发为骨痿。

帝曰：何以得之？岐伯曰：肺者，脏之长也[4]，为心之盖也，有所失亡，所求不得，则发肺鸣[5]，鸣则肺热叶焦，故曰：五脏因肺热叶焦，发为痿躄，此之谓也。悲哀太甚，则胞络绝[6]，胞络绝则阳气内动，发则心下崩[7]，数溲血也。故《本病》曰：大经空虚，发为肌痹，传为脉痿。思想无穷，所愿不得，意淫于外，入房太甚，宗筋弛纵，发为筋痿，及为白淫[8]。故《下经》曰：筋痿者，生于肝，使内[9]也。有渐于湿[10]，以水为事，若有所留，居处相湿[11]，肌肉濡渍，痹而不仁，发为肉痿。故《下经》曰：肉痿者，得之湿地也。有所远行劳倦，逢大热而渴，渴则阳气内伐[12]，内伐则热舍于肾，肾者水脏也，今水不胜火[13]，则骨枯而髓虚，故足不任身，发为骨痿。故《下经》曰：骨痿者，生于大热也。

【注释】

[1]痿：指肢体萎缩软弱无力，不能随意运动的一类病证。高世栻注："痿者，四肢痿弱，举动不能，如痿弃不用之意。"

[2]肺热叶焦：肺受热灼，津液亏损，肺叶枯焦。

[3]痿躄（bì）：躄，两腿痿弱，行动不便。泛指四肢痿废不用的病证。丹波元简注："痿者，痿弱之义，躄者，两足不能行之称，自不能无别焉。"

[4]肺者，脏之长也：长，首也。肺居五脏之上，主一身之气化，朝百脉而治节全身，故谓其为五脏之首长。张志聪注："脏真高于肺，朝百脉而行气于脏腑，故为脏之长。"

[5]肺鸣：呼吸喘息有声。张志聪注："金受火刑，即发喘鸣。"

[6]胞络绝：心包之络脉阻绝不通。杨上善注："胞络者，心上包络之脉。"绝，阻绝不通。

[7]心下崩：崩，突然大量出血。指因心阳亢动，迫血下行而便血。

[8]白淫：指男子滑精、女子带下。王冰注："谓白物淫衍如精之状，男子因溲而下，女子阴器中绵绵而下也。"

[9]使内：即入房。杨上善注："使内者，亦入房。"

[10]渐（jiān）于湿：《广雅·释诂》："渐，渍也"。谓经常受水湿所浸渍。

[11] 相湿：《针灸甲乙经》作"伤湿"，可从。

[12] 阳气内伐：伐，侵也。谓阳热邪气内侵。

[13] 水不胜火：肾之阴精不能制胜火热之邪。

【经文分析】

1. 五体痿病机及病候

五脏各有所合，五脏气热，熏灼津液，导致筋肉骨脉皮五体失养，从而发生脉痿、筋痿、肉痿、骨痿和痿躄。具体见下表 27。

表 27 五体痿的病候及病机

五体痿	症候	病机
痿躄	皮肤干枯不润，肌肉消瘦，四肢不用	肺气热
脉痿	关节纵缓不能收持	心气热
筋痿	口苦，筋膜干枯，挛急	肝气热
肉痿	口干而渴，肌肉不仁	脾气热
骨痿	腰脊不能自如活动	肾气热

2. 五脏因肺热叶焦，发为痿躄

"肺热叶焦"是发生痿证的重要原因。

肺朝百脉→宣发输布水谷精微于五脏六腑→滋养全身组织。

肺热叶焦→宣发输布功能失常→五脏得不到水谷精微滋养→五脏阴精亏少→五脏所主的五体失养→四肢痿软无力，足不任地→痿躄。

3. 五脏气热致痿的具体病因

（1）情志所伤

如图 15。

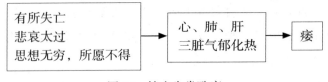

图 15　情志失常致痿

（2）房室劳伤太过

见图 16 所示。

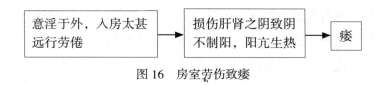

图 16　房室劳伤致痿

（3）六淫侵袭

见图 17。

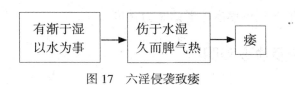

图 17　六淫侵袭致痿

可见无论外感六淫，内伤七情、劳倦等各种病因，只要损伤五脏阴精，致内热熏灼，均可导致痿证的发生。

二、痿病的望诊要点

【原文】

帝曰：何以别之？岐伯曰：肺热者，色白而毛败；心热者，色赤而络脉溢[1]；肝热者，色苍而爪枯；脾热者，色黄而肉蠕动[2]；肾热者，色黑而齿槁。

【注释】

［1］络脉溢：指浅表部位的血络充盈。杨上善注："络脉，心之所主也。络脉胀见为溢也。"又丹波元简云："此以外候言，乃孙络浮见也。"

［2］肉蠕（rú）动：即肌肉软弱，微微掣动如虫行。蠕，虫行貌，微动也。

【经文分析】

1. 望诊机制

五脏应五色，合五体，荣五华。

2. 望诊要点

肺热：色白毛败（肺属金，其色白，其华在毛）——痿

心热：色赤络脉溢（心属火，其色赤，主血脉）——脉痿

肝热：色苍爪枯（肝属木，其色青，其华在爪）——筋痿

脾热：色黄肉蠕动（脾属土，其色黄，主肌肉）——肉痿

肾热：色黑齿槁（肾属水，其色黑，主骨，齿乃骨之余）——骨痿

对五脏所形成的痿病，除从筋、骨、脉、肌、皮五体症状来辨识外，并强调要注意结合望诊，根据面色及毛发、爪甲、牙齿等变化来进行分析判断证候特征，可以作为诊断之参考，但需结合主证并全面诊察（如足痿弱不任地兼见色黑齿槁者诊断为骨痿）。

三、治痿独取阳明

【原文】

帝曰：如夫子言可矣。论言治痿者，独取阳明何也？

岐伯曰：阳明者，五脏六腑之海，主润宗筋，宗筋主束骨而利机关[1]也。冲脉者，经脉之海也，主渗灌溪谷[2]，与阳明合于宗筋，阴阳揔宗筋之会[3]，会于气街[4]，而阳明为之长[5]，皆属于带脉[6]，而络于督脉。故阳明虚，则宗筋纵，带脉不引[7]，故足痿不用也。

帝曰：治之奈何？岐伯曰：各补其荥而通其俞[8]，调其虚实，和其逆顺，筋脉骨肉，各以其时受月[9]，则病已矣。

【注释】

[1]宗筋主束骨而利机关：束，约束。机关，即关节。谓宗筋具有约束筋骨而使关节屈伸灵活的作用。

[2]渗灌溪谷：谓渗透灌注肌肉腠理。溪谷指肌肉之间相互接触的缝隙。

[3]阴阳揔宗筋之会：指冲脉（阴经）阳明（阳经）总合、统领宗筋。阴阳，此处指冲脉（阴经）和阳明脉（阳经）。揔，音义同"总"，会聚、统领也。

[4]气街：穴名，又名气冲，位于横骨两端鼠蹊上1寸，属足阳明胃经。《灵枢·卫气》："请言气街：胸气有街，腹气有街，头气有街，胫气有街。故气在头者，止之于脑。气在胸者，止之膺与背腧。气在腹者，止之背腧与冲脉于脐左右之动脉者。气在胫者，止之于气街与承山、踝

上以下。"按此气街理论，十二经脉气到达胸腹头面后，均通过气街而向前后扩布。说明背部腧穴与脏腑之间的这种横向联系，实际上是通过气街实现的。

[5]阳明为之长：指冲脉与阳明脉虽然同有主润宗筋的功用，但阳明经起主导作用。长，主持、主导之义。

[6]属于带脉：指冲脉与阳明经皆与带脉相联属。

[7]带脉不引：带脉不能约束收引在下之经脉。吴崑注："阳明虚则宗筋纵弛，带脉不能收引，而令足痿不用也。"

[8]各补其荥而通其俞：即用针刺各经之荥穴，用补法；针刺各经的俞穴，用行气疏通的手法。如肺经荥穴鱼际、俞穴太渊，大肠经荥穴二间、俞穴三间等。

[9]各以其时受月：有多种不同的解释。一谓按各脏所主的季节进行针刺治疗；二谓按其受病之时日，调治其相应之俞穴。三谓按照各脏所主令之月施针治疗。四谓在各脏主令季节中脾所寄旺之时日施针治疗。

【经文分析】

1."治痿独取阳明"的机制

（1）阳明的生理功能及与脏腑经络的密切关系

《素问·五脏别论》"胃者，水谷之海，六腑之大源"，阳明胃为人身气血津液化生的源泉，可滋养五脏、筋骨、肌肉、四肢百骸。

阳明"主润宗筋，宗筋主束骨而利机关"。阳明有滋养筋脉，约束、滑利关节的功能，阳明旺盛，气血充足，全身筋脉得到濡养，则关节滑利，活动自如。

阳明为奇经八脉之长，凡督、任、冲、带诸脉，皆系于阳明。与冲脉会于气街而总宗筋之会，且为冲脉之长（冲为血海），与冲脉同属于带脉而络于督脉（带脉约束宗筋）。会于前阴者虽有九脉，但冲脉与阳明占重要地位，而冲脉通过气街与阳明相会，以接受阳明的气血，故冲脉的气血亦本之于阳明。

（2）阳明与痿证的关系

见图 18 所示。

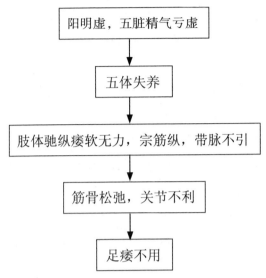

图 18 阳明经与痿证的关系

（3）治痿独取阳明

"独"，不是单独，仅仅是强调脾胃在痿证治疗中的重要作用。

原文指针刺而言，古人多选取阳明的经穴——解溪，原穴——冲阳，近人常选合穴——足三里等进行调治。

但后世药物治疗如调补后天脾胃，滋其化源，使五脏精气旺盛，气血津液充沛，也是治疗痿证的原则性方法。

2.痿证的其他治疗原则

（1）辨证论治——各补其荥而通其俞，调其虚实，和逆顺。

按五体所合之五脏及连属之经脉，分经论治，亦指针法，但调补五脏以养五体的原则适用于药物治疗。

如系肺有热邪，可取肺经输穴太渊穴，采用泻的针刺方法；若为肺气虚弱，可取肺经之荥穴鱼际，采用针刺补法。

（2）因时制宜——各以其时受月

对痿证辨证论治的同时，还要考虑时间因素的影响，"筋脉骨肉，各以其时受月，则病已矣"，强调了因时制宜的原则。

复习思考题

1.为什么说"五脏使人痿"，又说"五脏因肺热叶焦，发为痿躄"？

2.试述五体痿证的病因病机和主要病候。

3.如何理解"治痿独取阳明"这一理论？说明痿证的治疗方法。

4.背诵

（1）五脏使人痿……著则生痿躄也。

（2）治痿独取阳明者何也……故足痿不用也。

第七节　灵枢·水胀

目的与要求

1.掌握水胀、肤胀、鼓胀的病候及鉴别要点；肠覃、石瘕的病机及证候特点。

2.了解肤胀、鼓胀、肠覃、石瘕的治疗方法。

题解

　　水胀，是津液代谢障碍，是水湿内停所致的，以浮肿、腹胀为主症的病证（水肿病）。本篇分别论述了水胀、肤胀、鼓胀、肠覃、石瘕病的病因病机、临床症状、鉴别要点及治疗原则，因为这些病证名异而形似，都有腹部胀大之症，故列为一篇，以资鉴别。但因首论水胀，故以"水胀"名篇。

一、水胀、肤胀、鼓胀的症状与鉴别

【原文】

　　黄帝问于岐伯曰：水[1]与肤胀、鼓胀、肠覃、石瘕、石水[2]，何以别之？岐伯曰：水始起也，目窠[3]上微肿，如新卧起之状，其颈脉动[4]，时咳，阴股[5]间寒，足胫瘇[6]，腹乃大，其水已成矣。以手按其腹，随手而起，如裹水之状，此其候也。

　　黄帝曰：肤胀何以候之？岐伯曰：肤胀者，寒气客于皮肤之间，鼕鼕然不坚[7]，腹大，身尽肿，皮厚，按其腹，窅而不起[8]，腹色不变，此其候也。

鼓胀何如？岐伯曰：腹胀身皆大，大与肤胀等也，色苍黄，腹筋起，此其候也。

【注释】

[1]水：指水胀。

[2]石水：病名。本篇未论及。

[3]目窠：眼睑。

[4]颈脉动：颈脉因怒张而现波动。

[5]阴股：会阴部及大腿内侧。

[6]瘫：通"肿"。

[7]鏖鏖（kōng）然不坚：鏖：鼓声。鏖鏖，形容腹中气胀，敲之如击鼓之声，中空而不坚实。

[8]窅（yǎo）而不起：窅，深也，凹陷之意。

【经文分析】

1. 水胀

（1）概念：水胀是阳气不能蒸化，水湿停聚体内所致的病证。

（2）证候及机制

水湿上泛——目窠微肿；

水气逆于阳明——人迎脉搏动明显；

水湿逆犯于肺，宣降失常——时时咳嗽；

阳气被水湿郁遏而失于温煦——阴股间逆冷不温；

水聚腹腔，但未停皮下——腹部膨隆胀大，腹壁无压痕，按诊时就像按压裹水的皮囊一样。

2. 肤胀

（1）概念：肤胀，是以外感寒邪，阳气阻遏，水湿留而不行所致的病证。

（2）证候及机制

气滞留于皮下——身尽肿，皮厚；

气滞于腹内——腹大；

气滞于皮下，按之气散不能猝聚——窅而不起；

气滞皮下——肤色不变。

3. 鼓胀

（1）概念：鼓胀，是指水湿内停，以腹胀身肿，肤色苍黄，腹壁青筋暴露为特点的病证。

（2）证候及机制

水湿浸渍肌肤——全身浮肿；

肝失疏泄，气机郁滞，气、水充斥腹腔——腹胀身皆大，大与肤胀等；

肝脾不和——色苍黄；

水湿郁滞不通，停阻于脉络——腹壁青筋暴露。

4. 水胀、肤胀、鼓胀病候及鉴别要点

如表 28。

表 28 水胀、肤胀、鼓胀的症状与鉴别

病名	病机	鉴别要点	
水胀	阳气阻遏，水气内停	目窠上微肿，如新卧起之状，其颈脉动，足胫肿，腹大而发亮，时咳，阴股间寒，以手按其腹，随手而起，如裹水之状。	1）肿的部位以软组织（目窠）处及下部明显； 2）肿处发亮； 3）腹部叩浊； 4）按其腹，随手而起，如水裹。
肤胀	气机郁滞	身尽肿，皮厚腹大，腹色不变，叩之空响，按其腹多窅而不起。	1）全身尽肿； 2）肿处皮厚，腹色不变； 3）腹部叩鼓； 4）按其腹窅而不起。
鼓胀	血水互结	全身皆肿，腹大如鼓，腹色苍黄，腹部脉络青筋明显。	1）以腹部明显； 2）腹部皮肤呈青黄色； 3）腹筋起。

本篇所论水胀与肤胀，虽皆为胀，其主要区别就在于水胀以水湿停聚为主，肤胀则以气滞为主。气滞不能行水则水湿停聚，但水湿停聚也可阻遏气机，两者互为因果，相互影响。治疗时当辨其何者为主，以气滞为主，当以行气为先兼以利水；以水停为主，当以行水利湿为要佐以理气，不可将两者断然分开。

二、肠覃和石瘕的病机、症状特点、鉴别要点及治疗原则

【原文】

肠覃[1]何如？岐伯曰：寒气客于肠外，与卫气相搏，气不得荣，因有所系，癖而内著[2]，恶气乃起，瘜肉乃生[3]。其始生也，大如鸡卵，稍以益大，至其成，如怀子之状，久者离岁[4]，按之则坚，推之则移，月事以时下，此其候也。

石瘕[5]何如？岐伯曰：石瘕生于胞中，寒气客于子门[6]，子门闭塞，气不得通，恶血当泻不泻，衃[7]以留止，日以益大，状如怀子，月事不以时下，皆生于女子，可导而下[8]。

【注释】

[1]肠覃（xùn）：覃，蕈之借字，即地菌。肠覃，指生于肠外、如地菌状的肿物。

[2]因有所系，癖而内著（zhuó）：系，留着。癖，积也。内著，指寒邪与卫气搏结，停留于腹中。

[3]恶气乃起，瘜肉乃生：恶气，病气。瘜，《说文》："寄肉也。"寄生于体内的恶肉。

[4]离岁：指病程超过一年。杨上善注："离，历也。"

[5]石瘕：瘕，腹中结块。张介宾注："子门闭塞，则衃血留止，其坚如石，故曰石瘕。"

[6]子门：即子宫口。

[7]衃（pēi）：凝败之血，此处用如动词，意为败血凝结。

[8]可导而下：指用破血逐瘀之法，引导凝结之恶血由下而出。杨上善注："可以针刺导而下之"。丹波元简注："导，谓坐导药，其病在胞中，故用坐药以导下之。"

【经文分析】

1.肠覃

寒邪侵入肠外，卫气与寒气相互搏结，气血积滞，日益滋生而成。其症状初起像鸡卵大，渐渐长大，至病的后期，腹大如怀孕状。若触按

腹部包块，质地坚硬，可以移动。

2. 石瘕

寒邪侵犯子宫口，使子宫闭塞，气血不通，恶血凝结成块，留滞宫内而成。其病发展迅速，病之后期，腹部胀大如怀孕状。因病在胞宫，故月经不能按时来潮。

3. 肠覃与石瘕的鉴别

肠覃与石瘕，都是以腹内有积块为主要特征的一类疾病。其鉴别如下表 29。

表 29　肠覃、石瘕的病因病机、症状、鉴别要点

病名	病因病机	症状	鉴别要点
肠覃	寒邪客于肠外，与卫气相搏，气血凝聚	腹内肠外有肿块，始如鸡卵，渐渐增大，日久状如怀子。肿块坚硬，推之可移，月经可按时来潮	发病缓，病程长，月经正常。
石瘕	寒邪客于子门	月经闭阻，子宫增大，状如怀子	发病快，病程短，月经不正常。

4. 肠覃、石瘕的治疗原则

软坚散结，活血祛瘀：可导而下（导下恶血）。如用坐导药（阴道栓）导下恶血。

三、肤胀、鼓胀的针刺原则

【原文】

黄帝曰：肤胀鼓胀可刺邪？岐伯曰：先泻其胀之血络，后调其经[1]，刺去其血络也[2]。

【注释】

[1]先泻其胀之血络，后调其经：急则治其标，以祛邪为先。调理受病之经脉，以益正气。腹之血络，指腹壁胀起之血络。

[2]刺去其血络也：《甲乙经》《太素》均作"亦刺去其血脉"，与上文"先泻"相对应，则有"后刺"之意。即用针刺其充血之络脉，使其胀起消除。

【经文分析】

1.针刺原则

扶正祛邪：先刺络放血，再根据按经论治的方法，调理经脉。

2.针刺方法

刺络放血。

复习思考题

1.说明水胀、肤胀、鼓胀的主要病候及其临床鉴别要点。

2.说明肠覃、石瘕的病机、病候及两者的鉴别要点。

3.谈谈对"肤胀、鼓胀可刺""肠覃、石瘕可导而下"的理解和体会。

4.背诵

（1）水始起也……色苍黄，腹筋起，此其候也。

（2）肠覃何如……可导而下。

第八节　素问·逆调论

目的与要求

1.理解阴阳水火失调所致的内热、里寒、肉烁、骨痹等病证的病机及主要证候。

2.理解荣卫失调所致肉苛证的病机及病候。

3.了解脏腑经脉之气失调与不得卧、喘息等的关系，理解"胃不和则卧不安"的机制。

题解

逆调，即失调。高士宗注："调，调和也；逆调，逆其寒热水火荣卫之气，不调和也。"本篇专论阴阳、营卫气血失调所致的各种病理变化，故名篇。

一、内热、里寒、肉烁、骨痹等证的病机和病候

【原文】

黄帝问曰：人身非常温[1]也，非常热也，为之热而烦满者，何也？岐伯对曰：阴气少而阳气胜，故热而烦满也。帝曰：人身非衣寒也，中非有寒气[2]也，寒从中生者何？岐伯曰：是人多痹气也，阳气少，阴气多，故身寒如从水中出。

帝曰：人有四肢热，逢风寒[3]如炙如火者，何也？岐伯曰：是人者，阴气虚，阳气盛。四肢者，阳也，两阳相得[4]而阴气虚少，少水不能灭盛火，而阳独治。独治者，不能生长也，独胜而止耳。逢风而如炙如火者，是人当肉烁[5]也。帝曰：人有身寒，汤火不能热，厚衣不能温，然不冻栗，是为何病？岐伯曰：是人者，素肾气胜，以水为事[5]，太阳气衰，肾脂枯不长[7]，一水不能胜两火。肾者，水也，而生于骨，肾不生，则髓不能满，故寒甚至骨也。所以不能冻栗者，肝一阳也，心二阳也，肾孤脏也[8]，一水不能胜二火，故不能冻栗，病名曰骨痹，是人当挛节[9]也。

【注释】

[1]非常温：王冰注："异于常候，故曰非常。"张琦注："非逢暑温之时而生烦满，是即所谓能冬不能夏者。"

[2]中非有寒气：中非，《素问札记》："中非二字恐倒。"寒气，指外来寒邪。中非有寒气，谓非有寒邪侵入体内。

[3]寒：观下文"逢风而如炙如火者"，"寒"当是"而"字。肉烁者，当能冬不能夏，逢寒不当如炙如火。

[4]两阳相得：四肢属阳，风亦属阳，四肢热而逢风阳之邪，故谓之两阳相得。

[5]肉烁：肌肉为热所消烁而瘦削也。

[6]以水为事：《素问·痿论》云："有渐于湿，以水为事。"王冰注："业惟近湿，居处泽下，皆水为事也。"

[7]太阳气衰，肾脂枯不长：高士宗注："太阳气衰，则为孤阴，孤

阴不长，故肾脂枯不长。"

［8］肾孤脏也：高士宗注："肾水生肝木，肝为阴中之阳，故肝一阳也，少阴合心火，心为阳中之阳，故心二阳也；肾为阴中之阴，故肾孤脏也。"

［9］挛节：骨节拘挛也。

【经文分析】

1. 内热
病机：阴气少而阳气胜（阴虚阳亢）。

病候：热而烦满。

2. 里寒
病机：阳气少，阴气多，气血凝滞，失于温煦（多痹气）。

病候：身寒如从水中出。

3. 肉烁
病机：阴气虚，阳气盛，少水不能灭盛火，而阳独治。[四肢为诸阳之本，四肢之阳与阳热之气相得，故热尤盛（手足心热）]

病候：肌肉消瘦，四肢热，逢风而如炙如火。

4. 骨痹
病机：阴寒素盛（素肾气胜），兼之寒湿内侵（以水为事），阳气不足（太阳气衰），肾精亏虚（肾脂枯不长），骨髓不充。[心肝之火犹存（一水不能胜二火）]

病候：身寒而汤火不能热，厚衣不能温，骨节拘挛，然不冻栗。

内热、肉烁的病机关键在阴虚阳亢，阳胜则热；里寒、骨痹的病机关键在阳虚阴盛，阴胜则寒。

二、肉苛的病机、病候

【原文】

帝曰：人之肉苛[1]者，虽近衣絮，犹尚苛也。是谓何疾？岐伯曰："荣气虚，卫气实也[2]。荣气虚则不仁，卫气虚则不用，荣卫俱虚则不仁且不用，肉如故也。人身与志不相有[3]，曰死。"

【注释】

［1］肉苛：张介宾注："苛者，顽木沉重之谓。"肉苛，即肌肉顽麻沉重之证。

［2］荣气虚，卫气实也：丹波元简谓此七字与下文"荣气虚，卫气虚，荣卫俱虚"不相冒，恐是衍文。

［3］人身与志不相有：人身，形也。志，意志也。言身形受到刺激，意志不能感觉，而意志也不能指使身形活动，是谓人身与志不相有。

【经文分析】

1.病机

荣卫俱虚。

荣气虚则不仁，卫气虚则不用，荣卫俱虚则不仁且不用。

2.病候

肌肉顽麻重着，感觉迟钝或丧失，不能随意活动。

从中可以体会到荣卫气有营养肌肤，维持其感觉运动功能的作用。

［病案举例］

郑重光治肉苛病。王用明兄，新正登金山，日中痛饮，攀缘山巅，劳而汗出，归卧火箱，夜又梦遗，次日四肢清冷，面惨不光，肌肤似麻非麻，似痒非痒，惟皮肤不欲沾衣，觉衣之鞭甚，夜卧被席亦如之，脉浮而濡。医初用疏邪表实驱风剂不效。予曰：此"肉苛"也。虽正月犹属冬令，阳气在里，劳而汗出则卫虚，又值梦遗而营弱，所以不胜衣而肉苛也。以黄芪建中汤加白术、当归，姜枣为引，三剂而愈。

(《素圃医案·诸中证治验》)

三、脏腑经脉之气失调与不得卧、喘息等病证的关系

【原文】

帝曰：人有逆气不得卧而息有音者，有不得卧而息无音者，有起居如故而息有音者，有得卧行而喘者，有不得卧不能行而喘者，有不得卧而喘者，皆何脏使然？愿闻其故。岐伯曰：不得卧而息有音者，

是阳明之逆也。足三阳者下行，今逆而上行，故息有音也。阳明者，胃脉也。胃者，六腑之海，其气亦下行。阳明逆，不得从其道，故不得卧也。《下经》[1]曰：胃不和则卧不安[2]，此之谓也。夫起居如故而息有音者，此肺之络脉逆也。络脉不得随经上下，故留经而不行[3]，络脉之病人也微，故起居如故而息有音也。夫不得卧，卧则喘者，是水气之客也。夫水者，循津液而流也。肾者水脏，主津液，主卧与喘也。帝曰：善。

【注释】

[1]《下经》：已佚亡的一种古医经。

[2]胃不和则卧不安：不安，反复不宁之状。张琦注："卫气昼行于经则寤，夜行于脏则寐，而卫气之出入依乎胃气。阳明逆则诸阳皆逆，不得入于阴，故不得卧。"张介宾注："今人有过于饱食，或病胀满者，卧必不安，此皆胃气不和之故。按上文所问，不得卧而息无音者，义亦同，故不复答。"

[3]故留经而不行：张志聪注："络脉逆则气留于经，而不行络矣。"马莳注："故留于本经而不行之别经。"按：马莳注较张志聪注为胜。

【经文分析】

1.不得卧而息有音

阳明气逆，胃失和降。胃不和则卧不安，引动肺气上逆则息有音。

2.起居如故而息有音

肺之络脉逆，络脉（之气）不得随经上下，故留经而不行。（肺失宣降）

3.不得卧，卧则喘

肾气化功能失常，水气内客，上迫肺气。（肾者水脏，主卧与喘）

本段所言"不得卧"有两种意思：一是不能平卧，平卧则喘息加甚；另一为不得卧寐，后世对"胃不和则卧不安"常从这一角度加以发挥。

复习思考题

1.分析"内热""里寒""肉烁""骨痹"的病机、症候及其治则。

2.试述肢体不仁不用的病机及其临床意义。

第九节　素问·厥论（节选）

目的与要求

　　1.掌握寒厥、热厥的含义，病因、病机、主要表现及其临床意义。

　　2.理解"厥，或令人腹满，或令人暴不知人"的病机。

● 题解

　　本篇专论寒厥、热厥、十二经厥逆诸种厥证的病因病机、临床表现、治疗原则以及预后等，正如吴崑所说："篇内悉论诸厥之证，是讨论厥证之专篇，故名'厥论'"。

一、厥证总论

【原文】

　　黄帝问曰：厥之寒热者，何也？岐伯对曰：阳气衰于下，则为寒厥；阴气衰于下，则为热厥。

　　帝曰：热厥之为热也，必起于足下者，何也？岐伯曰：阳气起于足[1]五趾之表[2]，阴脉者，集于足下而聚于足心，故阳气胜，则足下热也。

　　帝曰：寒厥之为寒也，必从五趾而上于膝者，何也？岐伯曰：阴气起于五趾之里，集于膝下而聚于膝上。故阴气胜，则从五趾至膝上寒。其寒也，不从外，皆从内也。

【注释】

　　[1]阳气起于足：林亿注:《甲乙经》"阳气起于足"作"走于足"。按：足之三阳从头走足，"起"当作"走"，惟查今本《甲乙经》仍作"起"。

　　[2]五趾之表：指足趾之外侧。

【经文分析】

1. 厥证分类

寒厥、热厥。

2. 病机

阴阳失调所致的阴气或阳气偏衰，热厥为肾阴虚，阴气衰于下，阴虚阳亢所致；寒厥为肾阳虚，阳气衰于下，阳虚阴盛所致。可见肾阴肾阳亏虚是导致全身平衡失调，气机升降逆乱，形成厥证的基本病机。

3. 病候

（1）寒厥

手足逆冷，从五趾起上于膝。

病机：阴（经）气起于五趾之里，聚于膝上，故阴气胜则从五趾至膝上寒。

（2）热厥

足下热（手足心热）。

病机：阳气起于足五趾之表，阴脉者，集于足下而聚于足心，故阳气胜，（阴气虚），则足下热。

二、寒厥证

【原文】

帝曰：寒厥何失而然也？岐伯曰：前阴者，宗筋之所聚，太阴阳明之所合也。春夏则阳气多而阴气少，秋冬则阴气盛而阳气衰。此人者质壮，以秋冬夺于所用[1]，下气上争不能复[2]，精气溢下[3]，邪气因从之而上也。气因于中[4]，阳气衰，不能渗营其经络，阳气日损，阴气独在，故手足为之寒也。

【注释】

[1] 秋冬夺于所用：张介宾注："质壮者有所持，当秋冬阴盛之时，必多情欲之用，以夺肾中之精气。"

[2] 下气上争不能复：争，《说文》："引也。"段玉裁注："凡言争者，

谓引之使归于已也。"张介宾注:"精虚于下，则取足于上，故下气上争也。去者太过，生者不及，故不能复也。"

[3] 精气溢下:指阳虚下元不固之滑精。

[4] 气因于中:《太素》作"气居于中"。杨上善注"寒邪之气因虚上乘，以居其中，以寒居中，阳气衰虚。"。

【经文分析】

1. 病因病机

房劳过度，或强力伤肾，导致脾肾阳衰，渗营失职，加之阴寒之气逆乱于中，导致阳虚阴盛。

2. 病候

手足寒冷。

三、热厥证

帝曰:热厥何如而然也? 岐伯曰:酒入于胃，则络脉满而经脉虚，脾主为胃行其津液者也，阴气虚则阳气入，阳气入则胃不和，胃不和则精气竭，精气竭则不营其四肢也。此人必数醉若饱以入房，气[1]聚于脾中不得散，酒气与谷气相薄，热盛于中，故热遍于身，内热而溺赤也。夫酒气盛而慓悍，肾气日衰[2]，阳气独胜，故手足为之热也。

【注释】

[1] 气:指酒食之气。

[2] 肾气日衰:原本作"有衰"。今依《甲乙经》改。

【经文分析】

1. 病因病机

数醉若饱入房（酒食伤脾胃，房劳伤肾）——（酒食湿热之）气聚于脾中不得散——①热盛于中（内热而溺赤）;②耗伤脾胃阴精，不得营其四肢;③耗损肾阴，肾（阴）气日衰，阳气独胜——阴虚阳亢。

2. 病候

足下热（手足心热）。

四、厥令人腹满或暴不知人的机制

【原文】

帝曰：厥，或令人腹满，或令人暴不知人，或至半日远至一日乃知人者，何也？岐伯曰：阴气盛于上则下虚，下虚则腹胀满，阳气盛于上，则下气重上而邪气逆，逆则阳气乱，阳气乱则不知人也。

【经文分析】

1. 腹满

阳虚阴盛的寒厥证之兼症。

寒厥证阴（寒之）气盛于上（由下而逆上），则下（腹部阳气）虚，下（部阳气）虚则（气化无力而）腹胀满。

2. 暴不知人

阴虚阳亢，虚阳上扰神明所致，为热厥证之兼症。

阳气（亢）盛于上，则（带动）下（部之）气重上而（成为）邪气（上）逆，逆则阳气乱，阳气乱则不知人。

上述两证，分别为寒厥、热厥病情严重（气机逆乱较甚）时常见的兼证。

此节论寒厥证、热厥证的兼证及其病机。说明厥证不仅仅是手足寒、手足热而已，还包括了突然昏倒不省人事一类病证。正如马莳所云："夫曰阴气盛于上则腹胀满者，乃上文之寒厥。阳气盛于上则不知人者，乃上文之热厥耳。"临床上常见的昏厥，一般经过治疗，大多能苏醒，但严重者也可一厥不复，而至死亡，如《素问·调经论》云："血之与气，并走于上，则为大厥，厥则暴死，气复反则生，不反则死。"

复习思考题

1. 试述寒厥热厥的病因、病机和症候特点。

2. 厥证出现"腹满""暴不知人"的机制是什么？

3. 背诵：厥之寒热者何也……不从外，皆从内也。

第五章

诊　法

　　诊法是中医诊断疾病的基本方法，中医诊法理论是建立在"以表知里""以常衡变"的基本认识论基础上，以"四诊合参"及四诊的灵活运用为基本方法体系的诊断疾病、辨识证候的理论。《内经》诊法理论是在阴阳、藏象及病因病机等指导下，提出通过望、闻、问、切四诊全面获取脏腑外现信息，以阴阳、病因病机分析的方法判断机体存在的病态问题——病、证的理论。四诊是诊断疾病的手段和方法，辨证是诊断分析的途径和过程，《内经》奠定的中医诊断学基本思路是透过现象看本质，而诊断的参照系是平人、常事。

　　《内经》诊法理论很丰富，包括四诊、脉学，以及疾病诊断的思路、方法和预后判断等，《内经》涉及诊法的篇章很多，在阴阳、藏象、经络及病因病机等基础理论篇章里有大量的诊断学理论与方法，在疾病相关篇章、治则治法等篇章里也有很多论及诊断，因此，诊断是中医理论临床应用的基础。在《内经》里，以论述诊断及诊法为主的篇章有《素问·脉要精微论》《素问·平人气象论》《灵枢·五色》《素问·玉机真脏论》《素问·微四失论》《素问·疏五过论》《素问·三部九候论》《素问·阴阳别论》《素问·阴阳类论》《素问·移精变气论》《素问·通评虚实论》《素问·玉版论要》《素问·大奇论》《素问·著至教论》《素问·示从容论》《素问·方盛衰论》《灵枢·邪气脏腑病形》《灵枢·师传》《灵枢·五阅五使》《灵枢·外揣》《灵枢·禁服》《灵枢·论疾诊尺》等。

第一节　素问·脉要精微论（节选）

目的与要求

　　1. 掌握脉诊的原理和脉象主病；五色"欲"与"不欲"；五脏"失守"病候和"失强"体征及其诊病意义。

　　2. 熟悉诊法的基本原则要求。

　　3. 了解脉合四时阴阳的理论；梦境与疾病的关系及尺肤诊法的部位。

题解

　　脉要：脉学的要领。精微：精妙细微。本篇专论诊法，特别着重脉诊，认为诊脉是一种非常精妙细微的诊法，故名。

一、诊法的基本原则要求

【原文】

　　黄帝问曰：诊法[1]何如？岐伯对曰：诊法常以平旦，阴气未动，阳气未散，饮食未进，经脉未盛，络脉调匀，气血未乱，故乃可诊有过之脉。

　　切脉动静，而视精明[2]，察五色，观五脏有余不足，六腑强弱，形之盛衰，以此参伍[3]，决死生之分。

【注释】

　　[1]诊法：即诊察疾病的方法，泛指望、闻、问、切四诊而言。

　　[2]精明：指目的神气。张介宾注："视目之精明，诊神气也。"

　　[3]参伍：即四诊合参之意。

【经文分析】

1. 诊法常以平旦

如图 19 所示。

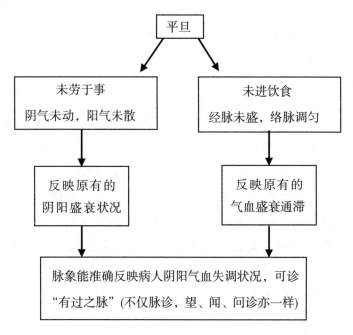

图 19　平旦诊法的原则

意义：诊法常以平旦又不拘于平旦。平旦故为诊病最佳时间，但由于受到诸多因素的影响，诊病不必拘于平旦这个时间，但要在病人安静的状态下进行。

2. 四诊合参

如图 20。

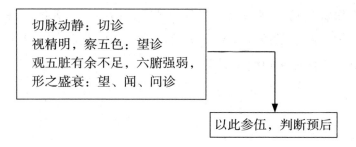

图 20　四诊合参的原则

二、四诊原理及诊法举例

【原文】

夫脉者，血之府也。长则气治；短则气病；数则烦心；大则病进；上盛则气高；下盛则气胀[1]；代则气衰；细则气少；涩则心痛；浑浑革至如涌泉，病进而色弊；绵绵其去如弦绝，死[2]。

【注释】

[1]上盛则气高，下盛则气胀：上下指脉象的部位，分别指上部脉和下部脉。上盛者，邪壅于上也，故气高喘满；下盛者，邪滞于下，故腹胀满。一说上、下指寸口脉的近腕部（寸）及远腕部（尺）。

[2]浑浑革至如涌泉，病进而色弊；绵绵其去如弦绝，死：浑浑，滚滚之意；革，急也；弊，通"败"；绵绵，微微似有而不应手；弦绝，言脉卒断，如弓弦断绝。全句形容脉来滚滚，若泉水涌出，是病势进展到危重阶段，气色已经败坏了；若脉来沉细，微微似有而骤然又如弓弦断绝的，是濒临死亡的象征。

【经文分析】

1.脉诊原理及其意义

"夫脉者，血之府也"，概括了脉诊的原理。

经脉是气血运行的道通，气血是形成脉象的物质基础与动力，气为血帅，血为气母。脉气（气血）之往来则表现为脉动之象（脉象），脉象的盛衰变化反映气血盛衰盈亏，故诊脉可以了解气血的盛衰通滞。

2.脉象主病

从气血病变角度列举了一些典型脉象，指出其与人体生理、病理的联系。提示了脉诊的临床运用，为后世脉学的脉象命名及其主病理论奠定了基础。结合临床归纳如下表30。

表 30 脉象主病

脉	脉象	主病
长脉	超过本位（长而柔和）	气血充盛，禀赋有余
短脉	不及本位	气虚无力推动血行，气郁而脉气不畅
数脉	脉来急速，一息五至六至	主热，热则心烦不安（数而有力：实火实热；数而无力或细：虚火虚热）
大脉	脉象满指而大	虚大无力：脉气不固；实大有力：邪热炽盛
上盛	上部脉大而有力	上焦（心肺）邪热壅盛（主气高，如喘满、气逆）
下盛	下部脉大而有力	邪阻于下焦，下焦气化不利（主病位在下，脘腹胀满之疾）
代脉	脉来缓而一止，止有定数，良久复来	主脏气衰微，精气虚少
细脉	脉细如线，应指分明	精气元气亏损之脉，主诸虚劳损
涩脉	往来艰涩不畅	主心痛之症（涩而无力：心血虚少；涩而有力：气滞血瘀）
死脉	浑浑革至如涌泉	主邪盛伤正，病情加重，正气行将倾败，气色也见败坏
死脉	绵绵其去如弦绝	主正气已竭，心阳将绝的亡阳证

【原文】

夫精明五色者，气之华也。赤欲如白裹朱[1]，不欲如赭[2]；白欲如鹅羽，不欲如盐；青欲如苍璧[3]之泽，不欲如蓝[4]；黄欲如罗裹雄黄，不欲如黄土；黑欲如重漆色，不欲如地苍。五色精微象见[5]矣，其寿不久也。夫精明者，所以视万物，别白黑，审短长。以长为短，以白为黑，如是则精衰矣。

【注释】

[1]白裹朱：白裹朱，谓隐然红润而不露。马莳注："白，当作帛。"帛，即白色的丝织物；朱，即朱砂。

[2]赭：即代赭石，其色赤而灰暗不泽。

[3]苍璧：苍，即青色；璧，即玉石。

［4］蓝：蓝草，色深蓝，其叶可制作染料"靛青"。

［5］五色精微象见：指五脏之真脏色显露于外。见，同"现"。

【经文分析】

1. 望神色原理

"夫精明五色者，气之华也。"提示了望神色的理论根据。

五脏六腑之精气皆上注于目为之精；五脏精气外华于五色，精明五色是精气盛衰、脏腑功能强弱表现于外最集中、最显著之处，故可通过精明五色的改变，测知人体气血阴阳的盛衰，从而预测疾病的顺逆。

2. 五色"欲"与"不欲"

五色之所欲：润泽、明亮、含蓄，说明胃气充沛，正气未败坏，代表健康无病或虽病而正气未伤。

五色之所不欲：枯槁、晦暗或暴露而无光泽，说明正气衰败，胃气枯竭，后天化源已绝，五脏真气败露于外，病状即使不严重，预后亦不良。如表31。

表31 五色"欲"与"不欲"

五色	欲（善色）	不欲（恶色、真脏色）
赤（心）	如白（帛）裹朱（砂）	如赭（石）
白（肺）	如鹅羽	如盐
青（肝）	如苍璧之泽	如蓝（靛青）
黄（脾）	如罗裹雄黄	如黄土
黑（肾）	如重漆色	如地苍（黑色尘埃）

3. 视睛明

五脏精气充沛——目睛得养——灵活有神视物清晰。

五脏精气衰败——目睛失养——眼神昏暗、呆滞，视物不清（以长为短，以白为黑）。

【原文】

五脏者，中之守[1]也。中盛脏满，气盛伤恐者，声如从室中言[2]，是中气之湿也；言而微，终日乃复言者，此夺气也；衣被不敛，言语善恶不避亲疏者，此神明之乱也；仓廪不藏者，是门户不要[3]也；水泉不止者，是膀胱不藏也。得守者生，失守者死。

【注释】

[1]五脏者，中之守：中，即内、里；守，即藏守。谓五脏是精气神内藏之处。

[2]中盛脏满，气盛伤恐者，声如从室中言：张介宾注："中，胸腹也。脏，脏腑也。盛满，胀急也。气胜，喘息也。伤恐者，肾受伤也。声如室中言，混浊不清也。是皆水气上逆之候，故为中气之湿证。"若湿为"涩"之误，则意为气机不通，当为肝失守。

[3]不要：要，通"约"；不要，即不约，失去约束之力。

【经文分析】

1.五脏"失守"的诊病意义

五脏居于身中，固藏精、气、神，并通过经络源源不断输送到身体各部分，以维持生命活动。人体外在生命活动的种种表现，包括语言情志，都是五脏功能活动的外在反映，故曰"五脏者，中之守也"。五脏的功能正常，则精气内守而不耗亡，称为"得守"；若五脏功能失常，则精气耗散败亡，称为"失守"。

2.五脏"失守"病候

见下表32。

表 32 五脏失守的病机、病候

五脏	失守病机	病候
脾（肝）	中气之湿（涩）	中盛脏满，气胜伤恐，声如从室中言
肺	夺气	言而微，终日乃复言
心	神明之乱	衣被不敛，言语善恶不避亲疏
脾	门户不要	仓廪不藏
肾	膀胱不藏	水泉不止

五脏"失守"病候是五脏精气衰亡失守的征象，主要通过闻诊或问诊得到。久病见之，为五脏衰败，精气神失守之征，提示预后不良。

本段原文也说明，患者的语音变化反映不同的病情。"声如从室中言"是中气为湿所困（涩滞），故发声重浊沉闷；"言而微""言语善恶，不避亲疏"代表虚实相对的两种语言特征。这种通过听音声以诊断病情虚实、神气存亡的方法，为临床所重视和运用，如《伤寒论》："实则谵语，虚则郑声"之说，其渊源即溯自本篇。

【原文】

夫五脏者，身之强[1]也。头者，精明之府[2]，头倾视深[3]，精神将夺矣；背者，胸中之府，背曲肩随[4]，府将坏矣；腰者，肾之府，转摇不能，肾将惫[5]矣；膝者，筋之府，屈伸不能，行则偻附，筋将惫矣；骨者，髓之府，不能久立，行则振掉，骨将惫矣。得强则生，失强则死。

【注释】

[1]五脏者，身之强：身，指形体。张介宾注："脏气充则形体强，故五脏为身之强。"

[2]精明之府：即精气神明之府。高士宗注："人身精气上会于头，神明上出于目，故头者精明之府。"

[3]头倾视深：头倾，为头低垂不能举；视深，形容头前倾低垂不举之貌，若视深物。

[4]肩随：随，同"垂"。肩随，肩下垂。

[5]惫：音义同"败"，坏也，衰败之意。

【经文分析】

1. 望形态的原理

五脏外合五体，五体赖五脏精气滋养，故五脏精气充沛，五体得养，形体强健；五脏精气衰败，五体失养，功能丧失，形体衰颓。因此由失强体征可知五脏精气衰败。

2. 五脏失强病候

见下表33。

表33 五脏失强的病机、病候

生理	病机	病候
头为精明之府	精神将夺（精气神明耗夺）	头倾视深
背为胸中之府	府将坏（心肺衰败，大气虚陷不举）	背曲肩随（垂）
腰为肾之府	肾将惫（败）（肾气衰败）	（腰）转摇不能
膝为筋之府	筋将惫（肝气衰败）	（膝）屈伸不能
骨为髓之府	骨将惫（肾气衰败）	（骨）不能久立，行则振掉

上述病候，可见于老年精气衰败者，若久病见之，则说明五脏精气衰败，提示病情危重，预后不良。

三、脉应四时

【原文】

帝曰：脉其四时动奈何？知病之所在奈何？知病之所变奈何？知病乍[1]在内奈何？知病乍在外奈何？请问此五者，可得闻乎？岐伯曰：请言其与天运转大也[2]。万物之外，六合之内，天地之变，阴阳之应，彼春之暖，为夏之暑，彼秋之忿，为冬之怒[3]。四变之动，脉与之上下[4]，以春应中规，夏应中矩，秋应中衡，冬应中权。是故冬至四十五日，阳气微上，阴气微下；夏至四十五日，阴气微上，阳气微下。阴阳有时，与脉为期[5]，期而相失，知脉所分[6]，分之有期，故知死时[7]。微妙在脉，不可不察，察之有纪，从阴阳始[8]，始之有经，从五行生，生之有度[9]，四时为宜。补泻勿失，与天地如一，得一之情，以知死生。是故声合五音，色合五行，脉合阴阳。

【注释】

[1]乍：忽然，在此作发生解。

[2]其与天运转大也：此言脉之变化与天地运转相应，其道理广大而微妙。其，指脉；大，广大微妙之意。

[3]彼秋之忿，为冬之怒：忿，指秋气劲急；怒，指冬气藏敛。忿、怒在此喻秋气与冬气，即凉、寒的代词。成无已："秋忿为冬怒，从肃而

至杀也。"

[4] 四变之动,脉与之上下:四变之动,指春夏秋冬四季的变动。上下,指脉象的浮沉。

[5] 阴阳有时,与脉为期:四时气候有春夏秋冬的变化规律,脉象亦有规矩衡权之序象,与之形成对应。吴崑注:"阴阳有时,有四时也。与脉为期,谓春规、夏矩、秋衡、冬权,相期而至也。"

[6] 期而相失,知脉所分:吴崑注:"期而相失,谓规矩权衡不合于春夏秋冬也。知脉所分,言病至之时,知脉之所分:肝病在春、心病在夏、肺病在秋、肾病在冬、脾病在四季。"

[7] 分之有期,故知死时:脉与四时阴阳变化相适应的为正常,如果不相适应,可根据四时和脉象的对应关系变化来判断病在何脏,从而可以做出预后判断。

[8] 察之有纪,从阴阳始:纪,纲纪,纲领。言察脉之纲纪必须先从辨别阴阳消长变化规律开始。

[9] 从五行生,生之有度:四时脉象规矩权衡的出现遵循着五行的相生规律。吴崑注:"木生于春,火生于夏,金生于秋,水生于冬,土生于四季。是脉生有节度,与四时为宜,不得过差也。"

【经文分析】

1. 脉合四时阴阳

《素问·宝命全形论》云"人以天地之气生,四时之法成。"由于自然界阴阳消长的变化,脉气活动与之相关也呈现出相应节律变化。这种"脉合四时阴阳"的理论,强调人与外界自然环境的相应关系,为疾病诊断、"因时制宜"法则的确立提供了理论基础。

掌握脉应四时的规律,同时还要根据面色变化,结合五行配属和生克乘侮规律,进一步确定病位、病性以及五脏病症的相互传变情况,"是故声合五音,色合五行,脉合阴阳",才能"以知死生"。

2. 四时脉象

见下表34。

表34 四时脉象变化规律表

四时变化	阴阳变化	脉象变化
春温	阳长阴消	规,微上
夏热	阳盛	矩,上
秋凉	阴长阳消	衡,微下
冬寒	阴盛	权,下

【原文】

是故持脉有道,虚静为保。春日浮,如鱼之游在波;夏日在肤,泛泛乎万物有余;秋日下肤,蛰虫将去[1];冬日在骨,蛰虫周密[2],君子居室。故曰:知内者按而纪之,知外者终而始之[3]。此六者,持脉之大法。

【注释】

[1]蛰虫将去:蛰虫,指藏伏土中越冬之虫。"去",与"藏"义同。

[2]蛰虫周密:杨上善注:"周"字作"固"。形容脉沉如蛰伏的冬虫一样,伏而不见,闭藏不出。

[3]知内者按而纪之,知外者终而始之:指诊脉时,必须内知脏腑部位,外明经脉循行之终始。"内",指五脏。"外",指经脉。

【经文分析】

持脉有道,虚静为保

"虚静"是对诊脉的要求,同样适应于其他诊法,才能准确地获得病情资料。临证"虚静"与否,也反映了医生的态度,孙思邈《千金要方·大医精诚》:"凡大医治病,必当安神定志,无欲无求,先发大慈恻隐之心,誓愿普救含灵之苦。若有疾厄来求救者……一心赴救,无作功夫行迹之心。如此可为苍生大医,反此则是含灵巨贼。"

四、色脉互参

【原文】

帝曰：有故病五脏发动[1]，因伤脉色，各何以知其久暴至之病乎？岐伯曰：悉乎哉问也！征[2]其脉小色不夺者，新病也；征其脉不夺其色夺者，此久病也；征其脉与五色俱夺者，此久病也；征其脉与五色俱不夺者，新病也。肝与肾脉并至[3]，其色苍赤，当病毁伤，不见血，已见血，湿若中水[4]也。

【注释】

[1]有故病五脏发动：故病，旧有之宿疾。五脏发动，即病发于五脏的意思。

[2]征：验也，即验看、检查的意思。

[3]肝与肾脉并至：肝脉弦，肾脉沉，肝与肾脉并至即脉见沉弦。

[4]其色苍赤，当病毁伤，不见血，已见血，湿若中水：张介宾："肝脉弦，肝主筋。肾脉沉，肾主骨。苍者，肝肾之色，青而黑也。赤者，心火之色，心主血也。脉见弦沉而色苍赤者，筋骨血脉俱病，故必当为毁伤也。凡毁伤筋骨者，无论不见血，已见血，其血必凝，其经必滞，气血凝滞，形必肿满，故如湿气在经而同于中水之状。"

【经文分析】

脉诊可直接诊其内在经脉气血变化，面色是脏腑气血的盛衰和病变反映于外较易诊察者，因此《内经》常用色脉互参的方法诊断疾病，并有诸多的举例，如本段"征其脉小色不夺者，新病也……征其脉与五色俱不夺者，新病也。"就是以色脉互参的方法，来了解疾病的新久吉凶。久病深及于脏，气血俱损，因而"脉与五色俱夺"；而新病尚在浅表，气血微伤，所以"脉与五色俱不夺"。后世医家对此有诸多发挥，如《难经·十三难》云"经言见其色而不见其脉，反得相胜之脉者死；得相生之脉者病即自已"。

五、尺肤诊

【原文】

尺内两傍[1]，则季胁也，尺外[2]以候肾，尺里[2]以候腹。中附上[3]，左外以候肝，内以候鬲；右外以候胃，内以候脾。上附上[3]，右外以候肺，内以候胸中，左外以候心，内以候膻中。前以候前，后以候后。上竟上[4]者，胸喉中事也；下竟下[5]者，少腹腰股膝胫足中事也。

【注释】

[1]尺内两傍：王冰注："尺内，谓尺泽之内也。两傍，各谓尺之外侧也。"

[2]尺外，尺里：尺部内侧（阴侧）前缘为尺外，后缘为尺里，即小指侧为尺内，拇指侧为尺外。下文凡言内外者仿此。

[3]中附上，上附上：从尺泽至鱼际，分为三段，中附上即中段，上附上即上段，上文尺外、尺里为下段。

[4]上竟上：指上部之尽段，即腕横纹之前鱼际部位。竟，尽也。

[5]下竟下：指下部之尽段，即肘横纹之后。

【经文分析】

1.尺肤诊的部位配属

尺肤指前臂内侧自腕横纹至肘横纹处的皮肤。本段把尺肤分为上中下三部，并配属相应的脏腑，其配属原则与后世寸口三部脉的配属基本相同。具体见图21。

2.尺肤诊的临证意义

尺肤诊是《内经》所创立的特有的诊病方法，常用望、触的方法进行诊察。

望：观察腕肘间掌侧皮肤的色泽。

触：触摸温度、枯润、滑涩、牢濡等变化，以测身之寒热和津液的盈亏。

分候尺肤各部位：察知有关脏腑身形的病变。

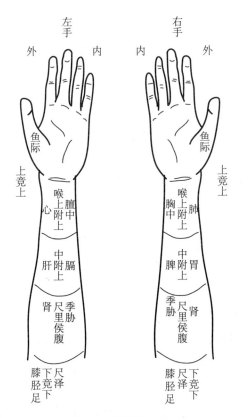

图 21　尺肤诊部位

《内经》认为尺肤诊具有与脉诊同等诊病价值,《灵枢·论疾诊尺》:"善调尺者不待于寸",但后世由于偏重脉诊,较少使用尺肤诊,而对某些病证,特别是温热病、儿科疾病等的诊断,仍有重要的价值。

六、论梦诊病

【原文】

是知阴盛则梦涉大水恐惧,阳盛则梦大火燔灼,阴阳俱盛则梦相杀毁伤;上盛则梦飞,下盛则梦堕;甚饱则梦予,甚饥则梦取;肝气盛则梦怒,肺气盛则梦哭[1];短虫[2]多则梦聚众,长虫[3]多则梦相击毁伤。

【注释】

[1]梦哭:肺在志悲,所以肺气盛则梦哭。

［2］短虫：即蛲虫。《说文》："蛲，腹中短虫也。"

［3］长虫：即蛔虫。

【经文分析】

1.论梦诊病原理

梦是人体生理病理的反映，是人体受外界事物刺激后，于入睡时在大脑中的再现。《内经》认为梦是体内脏腑经络气血阴阳盛衰变化所致，通过问诊了解病人的梦幻情景，可以测知病人脏腑阴阳气血之盛衰，邪气的强弱，病变之部位，从而有助于临床，作为诊断的参考。

2.论梦诊病方法

（1）以类比的方法论梦诊病，如水属阴，故阴盛可梦大水；阳为火，阳盛可梦大火；

（2）以脏腑的生理特点论梦诊病，如肝在志为怒，故"肝气盛则梦怒"。

复习思考题

1.为什么"诊法常以平旦"？如何理解和运用这一原则？

2.本篇如何强调四诊合参这一诊法原则？

3.脉诊的原理是什么？试述短、数、大、细、代、涩等脉的诊病意义。

4.什么是五色"欲"与"不欲"？有何诊病意义？

5.本篇提出哪些"失守"和"失强"病候？各说明什么病情？

6.背诵

（1）诊法常以平旦……决死生之分。

（2）夫精明五色者……如是则精衰矣。

（3）五脏者，中之守也……得强则生，失强则死。

第二节　素问·平人气象论（节选）

目的与要求

　　1.掌握"以不病调病人"的诊法原理及"平息调脉"诊脉法；以及"脉以胃气为本"的诊法道理。

　　2.熟悉"虚里诊法"的原理及诊病意义。

　　3.了解四时五脏平、病、死脉的脉象。

题解

　　平人：即气血平和之人，指无病之人；气：指经脉之气；象：指脉体形象。本篇从"平人之常气禀于胃"的道理出发，强调脉以胃气为本，进而对脉息动数变化和四时五脏的平脉、病脉、死脉的脉象予以对比分析，作为诊断疾病，推断预后的依据，因此，取名"平人气象论"。

一、"以不病调病人"的诊法原理及"平息调脉"诊脉方法

【原文】

　　黄帝问曰：平人何如？岐伯对曰：人一呼脉再动，一吸脉亦再动，呼吸定息[1]脉五动，闰以太息[2]，命曰平人。平人者，不病也。常以不病调病人[3]，医不病，故为病人平息以调之为法。

　　人一呼脉一动，一吸脉一动，曰少气。人一呼脉三动，一吸脉三动而躁，尺热曰病温，尺不热脉滑曰病风，脉涩曰痹。人一呼脉四动以上曰死，脉绝不至曰死，乍疏乍数曰死。

【注释】

　　[1]呼吸定息：指两次呼吸之间的间歇。

　　[2]闰以太息：平人除正常呼吸节律外，偶有一次呼气时间较长，称"太息"，由于太息仅是偶然出现，有似历法之闰月，故称"闰以太息"。

[3] 常以不病调（diào）病人：以健康人的脉象及呼吸来衡量病人的脉息。调，计算。"不病"，指健康人，即本文所言之"平人"。

【经文分析】

1. 平人脉息

人一呼脉再动，一吸脉亦再动——一息四至。

呼吸定息脉五动，闰以太息——偶尔一息五至。

因此，正常人的脉息为一息四至或五至。

2. 诊脉原理

以不病调病人，以平人气息测算病人的脉率，以正常生理表现为标准推究异常病理征象（广义）。

3. 诊脉方法

平息调脉：医不病，故为病人平息以调之。

意义：（1）是古代没有精确计时器械条件下的一大发明。（2）医生在平息过程中达到静心凝神的状态。

4. "以不病调病人"的诊脉举例

本段经文根据脉率来判断平、病、死脉，具体举例如下表35。

表35 "以不病调病人"的诊脉举例

脉象		脉率	兼脉	尺肤	病证	预后
平脉		一呼脉再动，一吸脉亦再动，呼吸定息，脉五动				
病脉	迟	一呼脉一动，一吸脉一动			少气	
	数	一呼脉三动，一吸脉三动	躁	热	温病	
			滑	不热	风病	
			涩	热	痹病	
死脉	疾	一息脉动八至以上				不良
	促	乍疏乍数				不良
	绝	脉绝不至				不良

二、脉以胃气为本

【原文】

平人之常气禀于胃，胃[1]者平人之常气也，人无胃气曰逆，逆者死。

春胃微弦曰平，弦多胃少曰肝病，但弦无胃曰死，胃而有毛曰秋病，毛甚曰今病[2]。脏真散于肝[3]，肝藏筋膜之气也。夏胃微钩曰平，钩多胃少曰心病，但钩无胃曰死，胃而有石曰冬病，石甚曰今病。脏真通于心，心藏血脉之气也。长夏胃微软弱曰平，弱多胃少曰脾病，但代无胃曰死，软弱有石曰冬病，弱甚曰今病。脏真濡于脾，脾藏肌肉之气也。秋胃微毛曰平，毛多胃少曰肺病，但毛无胃曰死，毛而有弦曰春病，弦甚曰今病。脏真高于肺，以行荣卫阴阳也。冬胃微石曰平，石多胃少曰肾病，但石无胃曰死，石而有钩曰夏病，钩甚曰今病。脏真下于肾，肾藏骨髓之气也。

【注释】

[1]胃：即有胃气之脉。指脉来流畅，从容和缓，节律规整者，下文"春胃"等均同此。

[2]胃而有毛曰秋病，毛甚曰今病：张介宾注："毛为秋脉属金，春时得之，是为贼邪，以胃气尚存，故至秋而后病。春脉毛甚，则木被金伤，故不必至秋，今即病矣。"下文"有石曰冬病，石甚曰今病"等，义仿此。

[3]脏真散于肝：脏真，指五脏所藏的真气。吴崑注："肝气喜散，春时肝木用事，故五脏天真之气，皆散于肝。"

【经文分析】

1.脉与胃气关系

经文指出："平人之常气禀于胃；胃者平人之常气也。"《素问·玉机真脏论》也有："五脏者，皆禀气于胃，胃者五脏之本也。"的论述。胃气是人体生命的根本，脏腑、经脉都要依赖胃气提供的物质基础，才能发挥各自的正常功能，脉象的变化反映了五脏气血的盛衰，故脉以胃气为本。另一方面，脉象的形成也是以胃气为基础的，因此，有胃气的脉即平脉，表现为和缓有力，节律均匀。

2. 四时五脏平脉、病脉与死脉的区别

胃气的多少、有无是判断四时五脏平脉、病脉与死脉的依据。平脉指胃气充足，病脉则胃气不足，死脉则胃气全无。这种诊脉方法对预测病情轻重、预后好坏有重要的意义。见下表 36。

表 36　四时五脏平脉、病脉与死脉

五脏	四时	平脉	病脉	死脉
肝	春	春胃微弦（弦）	弦多胃少	但弦无胃
心	夏	夏胃微钩（洪）	钩多胃少	但钩无胃
脾	长夏	长夏胃微软弱（缓）	弱多胃少	但代无胃
肺	秋	秋胃微毛（浮）	毛多胃少	但毛无胃
肾	冬	冬胃微石（沉）	石多胃少	但石无胃

3. 脉逆四时与发病

经文从四时五脏兼脉或出现相乘相侮之脉象，结合胃气的多少，提出今病与后病加以阐发。如"胃而有毛曰秋病，毛甚曰今病"等，具体见表 37。

表 37　四时五脏脉象与发病

五脏	四时	兼病与发病
肝	春	毛甚—今病；胃而有毛—秋病。
心	夏	石甚—今病；胃而有石—冬病。
脾	长夏	弱甚—今病；软弱有石—冬病。
肺	秋	弦甚—今病；毛而有弦—春病。
肾	冬	钩甚—今病；石而有钩—夏病。

三、虚里诊

【原文】

胃之大络，名曰虚里，贯膈络肺，出于左乳下，其动应衣[1]，脉

宗气也。盛喘数绝^[2]者，则病在中；结而横，有积矣^[3]；绝不至日死。乳之下，其动应衣，宗气泄也。

【注释】

[1]其动应衣：《甲乙经》作"其动应手"。因下文有"其动应衣"，为宗气泄，故此当为"应手"。或衣为"脉"之误，即其动应脉，可参。

[2]盛喘数绝：指心尖搏动较大而快，而且频繁地出现搏动暂停之象。盛，大也，指搏动幅度大；喘，急促之意，形容虚里搏动的速度快；数，频繁之意；绝，指有短暂的搏动停歇。

[3]结而横，有积矣：是为心胸有积气之征。结，指虚里处搏动时有一止，止无定数；横，指其搏动盛满有力。

【经文分析】

1.虚里部位

虚里位于左乳下，心尖搏动部位，为胃之大络。

2.虚里诊法及原理

触按虚里：了解搏动的强弱和节律状态（如盛喘数绝、结而横、绝不至、其动应衣等）。

原理：通过触按虚里，能够了解宗气的盛衰、藏泄，可以诊断疾病，判断预后。

复习思考题

1.说明"以不病调病人"的诊法原理和"平息调脉"诊脉方法。

2.如何区分四时五脏平病死脉？

3.什么叫虚里诊？有何诊病意义？

4.什么叫"脉之胃气"？为什么"脉以胃气为本"？

5.背诵

（1）平人何如……故为病人平息以调之为法。

（2）胃之大络……宗气泄也。

第三节 灵枢·五色（节选）

目的与要求

1. 掌握面部望诊的要领；

2. 熟悉面部各部位与脏腑形身的对应关系；

3. 了解面部的"明堂蕃蔽"分部。

题解

本篇分别叙述了颜面部位的名称、脏腑肢节在颜面的望色部位及察色要点、五色主病，通过望色可以判断疾病的性质、部位、间甚、转归及生死预后。由于专论色诊，故篇名"五色"。

一、面部的"明堂蕃蔽"分部及与脏腑形身的对应关系

【原文】

雷公问于黄帝曰：五色独决于明堂乎？小子[1]未知其所谓也。黄帝曰：明堂[2]者鼻也，阙者眉间也，庭者颜也，蕃者颊侧也，蔽者耳门也，其间欲方大[3]，去之十步，皆见于外，如是者寿必中百岁。雷公曰：五官之辨奈何？黄帝曰：明堂骨高以起，平以直，五脏次于中央，六腑挟其两侧，首面上于阙庭，王宫在于下极[4]，五脏安于胸中，真色以致，病色不见，明堂润泽以清，五官恶得无辨乎？雷公曰：其不辨者，可得闻乎？黄帝曰：五色之见也，各出其色部，部骨陷者，必不免于病矣。其色部乘袭[5]者，虽病甚，不死矣。雷公曰：官五色奈何？黄帝曰：青黑为痛，黄赤为热，白为寒，是谓五官。

【注释】

[1]小子：雷公的自谦之辞。

[2]明堂：古代天子朝会诸侯的场所，位于各宫殿的中央，鼻位于面

部的中央，故称鼻为明堂。

[3]方大：指端正、宽大、丰隆之意。

[4]王宫在于下极：张介宾注："下极居两目之中，心之部也，心为君主，故曰王宫。"

[5]乘袭：此指母子相承，即母之部见子之色。张志聪注："承（乘）袭者，谓子袭母气也。如心部见黄，肝部见赤，肺部见黑，肾部见青，此子之气色，承（乘）袭于母部。"

【经文分析】

1.颜面各部的名称

明堂：鼻。

庭：前额部。

阙：两眉之间的部位。

蕃：两颊之外侧。

蔽：耳门前的部位。具体见图22。

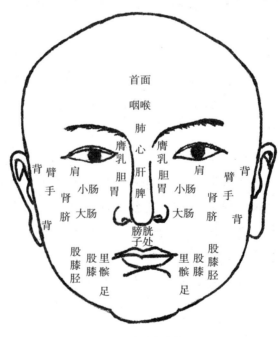

图22 明堂分部

2. 脏腑在颜面的色部

面部各个部位分属不同的脏腑,观察面部不同部位的色泽变化,可了解相应脏腑的病变。

脏腑候诊的总部位:"五脏次于中央,六腑挟其两侧",中央指从两眉间至鼻根部;

头面组织器官的色诊部位:"首面上于阙庭";

心的色诊部位:"王宫在于下极",下极指两目之间的部位。

具体见图 23。

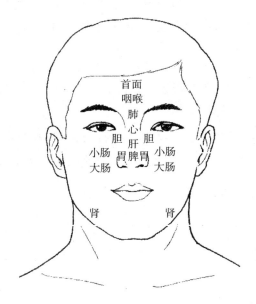

图 23 面部脏腑分部

3. 明堂在色诊中的重要性

根据"有诸内,必形诸外"的道理,说明脏藏于内,而其气色荣于外,故在色诊中,诊察明堂的色泽变化可判断五脏功能之正常与否,观察颜面各部的色泽变化,可以测知内在脏腑精气的盛衰。

"明堂骨高以起,
平以直,五脏次于中央" } 名堂(鼻)是五脏候诊之处

"明堂润泽以清"→ 五脏安和,气色正常

二、五色主病和望色要领

【原文】

　　沉浊为内，浮泽为外，黄赤为风，青黑为痛，白为寒，黄而膏润为脓，赤甚者为血，痛甚为挛，寒甚为皮不仁。五色各见其部，察其浮沉，以知浅深；察其泽夭，以观成败[1]；察其散抟[2]，以知远近；视色上下，以知病处，积神于心，以知往今。故相气不微，不知是非，属意勿去，乃知新故。色明不粗，沉夭为甚；不明不泽，其病不甚。其色散，驹驹然[3]未有聚，其病散而气痛，聚未成也。

【注释】

　　[1]成败：指疾病预后的好坏、吉凶。

　　[2]抟：聚结不散的意思。

　　[3]驹驹然：张介宾注："稚马曰驹，驹驹然者如驹无定，散而不聚之谓，故其为病尚散。"形容病色如小马奔驰无定，散而不聚的样子。

【经文分析】

1.面部五色主病

（1）"黄赤为风"

风为阳邪，多易化热。

黄色属热者——阳黄（湿热）。

赤色主热证——实热，虚热。

（2）"黄而膏润者为脓"

面色黄而像膏脂一样润泽，为痈疮生脓（脓已成）。

（3）"赤甚者为血"

面色过赤，主瘀血内阻、血热郁积。

（4）"青黑为痛"

青色——寒凝气滞、经脉瘀阻。

黑色——阴寒水盛。

（5）"痛甚为挛"——水寒太盛，血失温养，——脉络拘急

（6）"白为寒"

白色属阴，主寒，多为虚证。

寒凝血涩，经脉收缩，气血运行迟滞，气血不足。

（7）"寒甚者为皮不仁"

皮不仁：皮肤不知痛痒，感觉迟钝。

2. 望色要领

（1）"察其浮沉，以知浅深"

浮——病位表浅。

沉——病深入里。

（2）"察其泽夭，以观成败"

泽—— 正气未败，胃气尚存，预后好（成）。

夭—— 正气已败，胃气竭，预后差（败）。

（3）"察其散抟，以知远近"

散——色散不聚，病气未固结，病程短（近）。

抟——色聚不散，病气固结，病程长（远）。

（4）"视色上下，以知病处"

五色各见其部，左右上下，各如是其候。

（5）"积神于心，以知往今"

医生诊病态度。

复习思考题

1. 如何根据五色诊断疾病的性质？

2. 望色诊病的要领是什么？

3. 背诵：沉浊为内……积神于心，以知往今。

第六章

治 则 治 法

治则治法是关于疾病治疗的基本原则和具体方法，它集中体现了《内经》为中医学所确立的治疗学观点及实践思路。治则是治疗疾病时所应遵循的法则。《内经》治则学说是中医理论的重要组成部分，它与《内经》学术原理中最具特色的整体观、动态平衡观一脉相承。

《内经》认为，治疗疾病就要辨识阴阳盛衰，然后加以适当调整，使人体阴阳各种关系恢复到协调平衡的状态，正如《素问·至真要大论》说："谨察阴阳所在而调之，以平为期"。基于这种认识，《内经》提出了治未病、治病求本、标本缓急、病治异同、补虚泻实、寒热温清、扶正祛邪、三因制宜、因势利导、协调阴阳等一系列基本治疗原则。这些基本原则体现了中医治疗疾病的特色，经受了长期医疗实践的检验，是中医临证遣方用药时必须遵循的法则。

治法是在治则的指导下，根据不同的病情，所采取的具体治疗方法。治法有两个层次，一是由治则所规定，并从属于一定治则。如在"实则泻之"的原则指导下，根据病邪所在的部位而有解表法、涌吐法、消导法、攻下法、利水法等。在"虚则补之"的原则指导下，有益气法、温阳法、补血法、滋阴法，及"精不足者，补之以味；形不足者，温之以气。"等。在因势利导原则指导下有"因其轻而扬之；因其重而减之……其高者，因而越之；其下者，引而竭之；中满者，泻之于内。"等。二是在第一层次的基础上，根据具体疾病所采用的更有针对性的方法，如在解表法里有辛温解表、辛凉解表、祛湿解表法等，最终体现在方剂里。《内经》对治则以及第一层次的治法论述较多，且一直为人们所遵循、沿用，而第二层次的治法在《内经》里涉及不多，多为后世医家所发挥，它体现了《内经》是在中医治疗学领域起到奠基的作用，是临床应用领域的理论源头。

《内经》涉及论治的篇章主要有：《素问·四气调神大论》《素问·阴阳应象大论》《素问·生气通天论》《素问·移精变气论》《素问·异法方宜论》《素问·汤液醪醴论》《素问·藏气法时论》《素问·标本病传论》《素问·八正神明论》《素问·宝命全形论》《素问·病能论》《素问·调经论》《素问·至真要大论》《素问·五常政大论》《灵枢·九针十二原》《灵枢·逆顺》《灵枢·官能》《灵枢·经脉》《灵枢·终始》《灵枢·四时气》《灵枢·顺气一日分为四时》《灵枢·刺节真邪》《灵枢·水胀》等。

第一节 素问·异法方宜论

> **目的与要求**
>
> 1. 掌握"杂合以治，各得所宜"的原则。
> 2. 熟悉"一病而治各不同，皆愈"的道理。
> 3. 了解不同地域的人群的体质、发病特点和治法差异。

题解

异法：不同的治疗方法；方宜：因地理方域而制宜。本篇论五方之民因地理环境及气候、生活习惯的不同而体质及发病情况、治疗方法亦不同，故名。

【原文】

黄帝问曰：医之治病也，一病而治各不同，皆愈，何也？岐伯对曰：地势[1]使然也。

故东方之域，天地之所始生也。鱼盐之地，海滨傍水[2]，其民食鱼而嗜咸，皆安其处，美其食。鱼者使人热中[3]，盐者胜血[4]，故其民皆黑色疏理。其病皆为痈疡，其治宜砭石。故砭石者，亦从东方来。

西方者，金玉之域，沙石之处，天地之所收引也[5]。其民陵居[6]

而多风，水土刚强，其民不衣而褐荐[7]，其民华食[8]而脂肥，故邪不能伤其形体，其病生于内，其治宜毒药[9]。故毒药者，亦从西方来。

北方者，天地所闭藏之域也。其地高陵居，风寒冰冽，其民乐野处[10]而乳食，藏寒生满病，其治宜灸焫[11]。故灸焫者，亦从北方来。

南方者，天地所长养，阳之所盛处也。其地下，水土弱，雾露之所聚也。其民嗜酸而食胕[12]，故其民皆致理[13]而赤色，其病挛痹[14]，其治宜微针。故九针者，亦从南方来。

中央者，其地平以湿，天地所以生万物也众。其民食杂而不劳[15]，故其病多痿厥寒热。其治宜导引按跷，故导引按跷者，亦从中央出也。

故圣人杂合以治[16]，各得其所宜，故治所以异而病皆愈者，得病之情，知治之大体也。

【注释】

[1]地势：指五方地理形势。寓指各地区之间地理有高下、气候有寒温、生活有风俗习惯的不同等差异。

[2]海滨傍水：靠海临水。滨，靠近；傍，临近。

[3]热中：即热盛于内。

[4]盐者胜血：多食盐则伤血。从五行关系言，盐味咸，属水。血由心主，属火。故盐胜血，即水胜火。

[5]天地之所收引也：自然界收敛凝聚之气所在处。此喻秋季之气象。

[6]陵居：居住在地势较高的丘陵之中。陵，高地。

[7]不衣而褐荐：不衣，不穿绵绸衣服。褐荐，穿粗衣、铺草席。褐，指用兽毛或粗麻制成的粗衣；荐，草席。

[8]华食：鲜美酥酪骨肉之类的食品。

[9]毒药：泛指治病的药物。张介宾注："毒药者，总括药饵而言，凡能除病者，皆可称为毒药。"

[10]野处：居住于旷野之处。

[11]灸焫（ruò）：用艾火烧灼，或火针、火罐治病的方法。姚止庵注："灸，艾灼。焫，火针、火罐之类也。"

[12]食胕：喜食经过发酵制成的鱼肉、豉酱之类食物。胕，同"腐"。

[13]致理：疑为"疏理"之误，言腠理疏松。就地势与水土言，西、北方与东、南方相对。西、北方属阴，多发内伤病；东、南方属阳，邪多自外来，故南方之民当与东方之"疏理"一致。

[14]挛痹：筋脉拘挛，骨节麻痹疼痛类疾病。

[15]食杂而不劳：物产丰富，食物繁多，可不必辛苦劳作。

[16]杂合以治：根据五方病人及其所患疾病的不同，综合五方各种治疗手段或方法予以治疗。

【经文分析】

1.五方地势对气候、民俗、体质、疾病和治法的影响

由于五方的地势不同而有地理、气候、物产差异性，这些差异性决定五方之人的居住条件与环境，饮食结构及生活习惯各自不同。具体见下表38。

表38 异法方宜

五方	四气	地理环境	气候	生活习惯	体质	好发疾病	治法
东方	天地之所始生	鱼盐之地、海滨傍水	温和	食鱼而嗜咸	黑色疏理	痈疡	砭石
西方	天地之所收引	金玉之域、沙石之处、水土刚强	多风	陵居，不衣而褐荐	脂肥	病生于内	毒药
北方	天地所闭藏	地高	风寒冰冽	乐野处而乳食	脏寒	满病	灸焫
南方	天地所长养	地下、水土弱、雾露之所聚	阳盛气温较高	嗜酸、食腐	致理赤色	挛痹	微针
中央	天地所以生万物也众	地平	多湿	食杂而不劳	机体柔弱	痿厥寒热	导引按跷

2."一病而治各不同，皆愈"的道理

如图24所示。

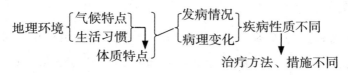

图24 一病而治各不同皆愈的道理

3. 杂合以治，各得所宜

各种治疗方法适应于（因时令气候、地理环境、体质、民俗风宜引起的）不同病情，故医生治病必须：得病之情（综合时、地、人因素，掌握病情），知治之大体（懂得因人因时因地制宜的基本原则），杂合以治（掌握各种治疗方法，适当选用），各得所宜。

复习思考题

1. 为什么"一病而治各不同，皆愈"？

2. 为什么治病必须"杂合以治，各得其所宜"？

3. 谈谈您对"五方异治"的见解和体会。

第二节 素问·汤液醪醴论

> **目的与要求**
>
> 1. 掌握水肿的病机、病候及治则治法。
>
> 2. 了解古今发病情况及治疗方法的差异，正确认识这一理论的实质意义。

◯题解

汤液和醪醴都是古代由五谷制成的，用以治疗疾病的剂型，都属于酒类。本文首先阐述汤液醪醴的医疗作用和制作材料及方法，其次讨论水肿的病因、症状和治疗。由于首从汤液醪醴起论，故以之名篇。

一、汤液醪醴的制作方法

【原文】

黄帝问曰：为五谷[1]汤液及醪醴[2]奈何？岐伯对曰：必以稻米，炊之稻薪，稻米者完，稻薪者坚。帝曰：何以然？岐伯曰：此得天地之和，高下之宜，故能至完；伐取得时，故能至坚也[3]。

帝曰：上古圣人作汤液醪醴，为而不用何也？岐伯曰：自古圣人之作汤液醪醴者，以为备耳。夫上古作汤液，故为而弗服也。中古之世，道德稍衰[4]，邪气时至，服之万全。帝曰：今之世不必已何也。岐伯曰：当今之世，必齐[5]毒药攻其中，镵石[6]针艾治其外也。

【注释】

[1]五谷：《素问·金匮真言论》以麦、黍、稷、稻、豆为五谷。

[2]醪醴（láo lǐ）：醪，醇酒而未曾滤去滓者。醴，味甘而酒味不浓者。

[3]此得天地之和……故能至坚也：张志聪《黄帝内经素问集注》注："夫天地有四时之阴阳，五方之异域，稻得春生夏长秋收冬藏之气，具天地阴阳之和者也，为中央之土谷，得五方高下之宜，故能至完，以养五脏。天地之政令，春生秋杀，稻薪至秋而刈，故伐取得时，金曰坚成，故能至坚也。"

[4]道德稍衰：道，原指人行的道路，借用为事物运动变化所必须遵循的普遍规律。德，德行，指人的修养、品性。道德稍衰，即人的修养、品德渐渐变差。

[5]齐（jì）：与"剂"相通，调制的意思。

[6]镵（chán）石：镵，古代的一种犁头。镵石，犁头状的砭石。

【经文分析】

1. 汤液醪醴的制作方法
用稻草（薪）为燃料炊煎稻米。

原因：

稻米者完（稻米之气完备，得春夏秋冬生长收藏之气，具天地阴阳之和，为中央之土谷，故至完，以养五脏，古代作物一年一收）；

稻薪者坚（稻薪之性坚实。天地之政令，春生秋杀，稻薪至秋而割，故伐取得时，金曰坚成，故能至坚）。

2. 古今发病及治疗的不同
上古：作汤液醪醴备而不用。

中古：用汤液醪醴治疗，则病可痊愈。

现在：汤液醪醴必须配合药物、镵石及针艾内外兼治，方能治好疾病。

说明随着时代的变迁，疾病谱发生了变化，治疗手段和方法也日益多样化。同时情志和精神的变化是导致病情复杂难治的重要因素。因而酒剂可以治疗一些比较单纯的疾病，如果病情涉及面广、部位深，仅靠酒剂就不行，还必须针药并举，配合其他治法。

二、"神不使"和"病为本，工为标"

【原文】

帝曰：形弊血尽而功不立者何？岐伯曰：神不使[1]也。帝曰：何谓神不使？岐伯曰：针石，道也[2]。精神不进，志意不治[3]，故病不可愈。今精坏神去，营卫不可复收。何者？嗜欲无穷，而忧患不止，精气弛坏，营泣卫除[4]，故神去之而病不愈也。

帝曰：夫病之始生也，极微极精，必先入结于皮肤。今良工皆称曰病成，名曰逆，则针石不能治，良药不能及也。今良工皆得其法，守其数[5]，亲戚兄弟远近音声日闻于耳，五色日见于目，而病不愈者，亦何暇不早乎？岐伯曰：病为本，工为标[6]，标本不得，邪气不服[7]，此之谓也。

【注释】

[1]神不使：张介宾《类经》注："凡治病之道，攻邪在乎针药，行药在乎神气，故治施于外，则神应于中，使之升则升，使之降则降，是其神之可使也。若以药剂治其内而脏气不应，针艾治其外而经气不应，此其神气已去而无可使矣。"此指病势已很严重，病人的神气已经败坏，虽用药物针石治疗，但神气已不能发挥正常作用。使，用也。

[2]针石，道也：吴崑《素问吴注》注："言用针石者，乃治病之道也。道，犹法也"。

[3]精神不进，志意不治：在此有精神衰微，志意散乱不定之义。

[4]精气弛坏，营泣卫除：指脏腑的精气衰败，营血枯涩，卫气消散。

［5］守其数：言医生遵循了治病的法度。

［6］病为本，工为标：病，疾病或病人。工，医生或医疗措施。本和标，在这里有先和后或因和果的关系。医生的治疗必须因病情而施，医生的治疗措施也需要病人的配合，故病为本，工为标。

［7］标本不得，邪气不服：得，合也。服，被制服。指医生的诊断、治疗与病情不相符合，则病不能被治愈。

【经文分析】

1.神不使则病不愈

嗜欲无穷，忧患不止——精神不进，志意不治——精气弛坏，营泣卫除，攻邪在乎针药，行药在乎神气（药物通过调动人体的抗邪康复功能而发挥治病作用），神不使则不能对针药发生反应，针药徒伤正气（形弊血尽）而不能祛除邪气。

2.病为本，工为标

"病为本，工为标"的论点精辟地描述了病人和医生、疾病和治疗之间的辨证关系，对医生和患者在治病过程中提出了基本要求。对于医生来说，要认识到"病为本"，病人及病情是第一位的，必须全面、准确地收集病情资料，科学地分析这些资料，才能制订出符合病情、针对病情的有效治疗措施，不能头痛医头脚痛医脚。同时，还要取得患者的信任与配合，否则，病仍然不可治。

三、水肿病的病机、病候及治则治法

【原文】

帝曰：其有不从毫毛而生[1]，五脏阳以竭[2]也，津液充郭，其魄独居[3]，孤精于内，气耗于外[4]，形不可与衣相保[5]，此四极急而动中[6]，是气拒于内，而形施于外[7]，治之奈何？岐伯曰：平治于权衡[8]，去宛陈莝[9]，微动四极[10]，温衣[11]，缪刺[12]其处，以复其形。开鬼门[13]，洁净府[14]，精以时服[15]，五阳已布[16]，疏涤五脏[17]，故精自生，形自盛，骨肉相保，巨气乃平[18]。帝曰：善。

【注释】

[1] 不从毫毛而生：指病从内而生，非因于外邪所致。

[2] 五脏阳以竭：五脏阳气阻遏不通，津液不化，聚而为肿。以，通"已"。竭，阻遏之意，另有"乏竭"，不足之意。

[3] 津液充郭，其魄独居：津液，水谷化生的液态精微物质。郭，同"廓"，指形体。魄，同"粕"，此言津液之糟粕，即水气。阳气虚不能化气行水，水液停留，充斥周身，故津液充郭，其魄独居。

[4] 孤精于内，气耗于外：精，指水湿之气，系上"津液"的变文。气，指五脏阳气。"内""外"互文。此句意即水湿之气充斥形体内外，是由于五脏阳气受阻，乃至耗损，失于气化所致。

[5] 形不可与衣相保：指身体浮肿，形体渐大，使原有的衣服都显得窄小而不合于身。保，有合适之义。

[6] 四极急而动中：四极，指四肢。急，即浮肿胀急。动中，指中气喘动。

[7] 气拒于内，而形施于外：水气格拒于体内，而形体浮肿变易于体表。施，同"弛"。

[8] 平治于权衡：辨治疾病时要衡量判断疾病的轻重缓急，然后选取适宜的治疗方法。平，通"辨"。平治，犹言辨治。权衡，有衡量、揣度之义。

[9] 去宛陈莝（cuò）：去，去除。宛，通"郁"，郁积、郁结。陈，陈旧、腐旧。莝，斩草、锄草。"宛"与"陈"对文，名词，宛陈，指病理性产物，包括淤积于体内的秽浊水饮和瘀血。"去"与"莝"对文，动词。

[10] 微动四极：即轻微活动四肢。张介宾曰："微动之，欲其流动而气易行也。"

[11] 温衣：指衣被宜暖，以保护阳气，防止外泄，使阴凝易散。张介宾曰："温衣，欲助其肌表之阳而阴凝易散也。"

[12] 缪刺：本义是指病在左而取右，病在右而取左的刺络法。此处引申为远离水肿最为明显的部位施刺。

［13］开鬼门：通过发汗的方法治疗水肿病。鬼门，此指汗孔。

［14］洁净府：通过利小便的方法治疗水肿病。洁，即清除、排除之意。净府，指膀胱。古人以为膀胱有下口而无上口，无秽浊之物进入，故称其为净府。

［15］精以时服：真精依照正常的周期而运行于全身。张介宾曰："水气去则真精服。服，行也"。

［16］五阳已布：五脏阳气能够得到敷布宣达。

［17］疏涤五脏：疏涤，疏通荡涤。五脏，此指五脏郁滞。

［18］巨气乃平：人体正气才恢复正常。

【经文分析】

1. 水肿的病机

水肿是水液运化失常，滞留于体内而产生的以肿胀为特征的疾病。引起水肿的原因，有外因与内因两类，外因为邪气客于肌表，阻滞气机，水液凝聚而致。内因则为阳气虚衰，不能化气行水，使水液内停、泛溢而肿胀，本文所言"五脏阳以竭"，即指此而言，这也是慢性水肿的病机关键。文中所言"津液充郭，其魄独居。孤精于内，气耗于外。"是对这种慢性水肿阳气虚衰，气化失常，水液积留病机的具体说明。

2. 水肿的病候

"形不可与衣相保，四极急而动中。"即全身浮肿、中气喘动。

3. 水肿病的治疗法则

本文针对阳虚水肿的病机提出了"平治于权衡"的治疗原则，即在平调阴阳的基础上祛除郁积于体内的水液，其具体治法如下所述。

（1）开鬼门，洁净府：即发汗、利小便。是祛除体内积留水液，消除水肿的主要治疗手段。

（2）去宛陈莝：即活血化瘀。去其水气之陈积。

（3）缪刺其处：即用缪刺法针刺络脉以去除血络中的郁阻，恢复躯体中气血的正常运行，津液的正常转输。

（4）温衣：即穿着温暖的衣服。其作用也为温养、保护阳气。

（5）微动四极：即轻微活动四肢。其作用是疏通气血，振奋阳气。

既有利于气血津液的流通，又可促进阳气的气化功能。

上述诸法，既温养阳气，疏通经络气血，又通过发汗利小便以直接祛除水液，这种扶正驱邪并举，标本同治的治疗方法，正是"平治于权衡"治疗原则的具体运用，后世对阳虚水肿，采用温阳益气利水，或兼活血化瘀，就是秉承这一思想而立法。

复习思考题

1.为什么"神不使"则病不可愈？

2.说明水肿病的病机、病候和治疗法则。

3.结合"神不使则病不可愈"的观点，谈谈您对"病为本，工为标"这一理论的认识。

4.背诵：其有不从毫毛而生者……巨气乃平。

第三节　素问·藏气法时论（节选2）

> **目的与要求**
>
> 1.掌握"合人形以法四时五行而治"的治疗思想。
>
> 2.熟悉饮食五味对五脏病的治疗作用。
>
> 3.了解五脏"所苦""所欲"及其治法。

题解

脏气：五脏之气，包括五脏的气化活动功能。法时：顺从四时的阴阳五行规律。本篇论述了"合人形以法四时五行而治"的道理以及五色、五味及五谷、五果、五畜、五菜对五脏之所宜。

一、合人形以法四时五行而治

【原文】

黄帝问曰：合人形以法四时五行而治，何如而从，何如而逆，得失之意，愿闻其事。岐伯对曰：五行者，金、木、水、火、土也，更贵更贱[1]，以知死生，以决成败，而定五脏之气，间甚[2]之时，死生之期也。帝曰：愿卒闻之。

岐伯曰：肝主春，足厥阴、少阳主治，其日甲乙；肝苦急，急食甘以缓之[3]。心主夏，手少阴、太阳主治，其日丙丁；心苦缓，急食酸以收之[4]。脾主长夏，足太阴、阳明主治，其日戊己；脾苦湿，急食苦以燥之[5]。肺主秋，手太阴、阳明主治，其日庚辛；肺苦气上逆，急食苦以泄之[6]。肾主冬，足少阴、太阳主治，其日壬癸；肾苦燥，急食辛以润之，开腠理，致津液，通气也[7]。

【注释】

[1]更贵更贱：高士宗《黄帝素问直解》："四时之气，不外五行，五行者，金木水火土也。贵者，木旺于春，火旺于夏；贱者，木败于秋，火灭于冬。更贵更贱者，生化迭乘，寒暑往来也。"指四时五行之气互相更替，互为衰旺。

[2]间甚：间，轻缓；甚，加甚、加重。

[3]肝苦急，急食甘以缓之：吴崑《素问吴注》注："肝为将军之官，志怒而急，急则自伤而苦之矣；宜食甘以缓之，则急者可平也。"

[4]心苦缓，急食酸以收之：马莳《黄帝内经素问注证发微》注："缓则心气虚也，惟酸性收，急宜食酸者以收之。"

[5]脾苦湿，急食苦以燥之：马莳《黄帝内经素问注证发微》注："湿则脾病也，惟苦性燥，急宜食苦者以燥之。"

[6]肺苦气上逆，急食苦以泄之：吴崑《素问吴注》注："肺为清虚之脏，行降下之令；若气上逆，则肺苦之，急宜食苦以泄肺气。"

[7]肾苦燥，急食辛以润之，开腠理，致津液，通气也：张介宾《类经》注："肾为水脏，藏精者也。阴病者苦燥，故宜食辛以润之……其能开腠理致津液者，以辛能通气也。水中有真气，惟辛能达之，气至水亦至，故可以润肾之燥。"

【经文分析】

1.强调治病必须"因时制宜"

如下表 39 所示。

表 39　合人形以法四时五行而治

人形	四季	时日	所苦	治所苦之法
肝（足厥阴、少阳）	春	甲乙	急	食甘以缓之
心（手少阴、太阳）	夏	丙丁	缓	食酸以收之
脾（足太阴、阳明）	长夏	戊己	湿	食苦以燥之
肺（手太阴、阳明）	秋	庚辛	气上逆	食苦以泄之
肾（足少阴、太阳）	冬	壬癸	燥	食辛以润之

二、饮食五味对五脏的补益和对五脏病的辅助治疗作用

【原文】

毒药攻邪，五谷[1]为养，五果[2]为助，五畜[3]为益，五菜[4]为充，气味合而服之，以补益精气。此五者，有辛、酸、甘、苦、咸，各有所利，或散、或收、或缓、或急、或坚、或软。四时五脏，病随五味所宜也。

【注释】

[1]五谷：泛指粮食类。王冰注："粳米、小豆、麦、大豆、黄黍也。"

[2]五果：泛指多种水果和干果。王冰注："桃、李、杏、栗、枣也。"

[3]五畜：泛指多种家禽及家畜。王冰注："牛、羊、豕、犬、鸡也。"

[4]五菜：泛指多种蔬菜。王冰注："葵、藿、薤、葱、韭也。"

【经文分析】

1.五脏病的治疗

毒药攻邪（衰其大半而止，以免过剂伤正），五谷为养，五果为助，五畜为益，五菜为充。

2. 四时五脏, 病随五味所宜

辛酸甘苦咸不同气味, 各有所利 [不同治疗效用 (散、收、缓、坚、软), 各走相应之脏, 四时五脏之病, 按其五味、功效而适当选用。具体见下表40。

表40 病随五味所宜

五脏所宜	五谷	五畜	五果	五菜
肝色青, 宜食甘	粳米	牛肉	枣	葵
心色赤, 宜食酸	小豆	犬肉	李	韭
脾色黄, 宜食咸	大豆	豕肉	栗	藿
肺色白, 宜食苦	麦	羊肉	杏	薤
肾色黑, 宜食辛	黄黍	鸡肉	桃	葱

3. 意义

谷肉果菜对人体的补养作用和对疾病的辅助治疗作用是后世饮食疗法的重要理论依据。本段所言, 是五脏病所宜, 系针对第一段五脏所苦而言 (脾之所宜尚有不同), 与五味入五脏, 补益五脏精气的理论有差异, 但各有其道理和应用范畴。

复习思考题

1. 为什么治病要"合人形以法四时五行而治"?

2. 谷肉果菜对五脏病的治疗有何作用? 具体运用时应如何选择其种类?

第四节 灵枢·顺气一日分为四时 (节选)

目的与要求

掌握"百病多以旦慧、昼安、夕加、夜甚"的规律及其机制。

● 题解

顺，按照。气，人气，特指人体具有抗邪功能的阳气。本篇按照人体阳气的盛衰消长节律，把一日分为旦、昼、夕、夜四个时间段节，类比于春夏秋冬四时（四季），以此说明邪正之间的盛衰消长和病情的"旦慧、昼安、夕加、夜甚"变化情况，故名。

【原文】

黄帝曰：夫百病之所始生者，必起于燥湿寒暑风雨，阴阳喜怒[1]，饮食居处。气合而有形，得脏而有名[2]，余知其然也。夫百病者，多以旦慧、昼安、夕加、夜甚[3]，何也？岐伯曰：四时之气使然也。黄帝曰：愿闻四时之气。岐伯曰：春生、夏长、秋收、冬藏，是气之常也，人亦应之。以一日分为四时，朝则为春，日中为夏，日入为秋，夜半为冬。朝则人气始生，病气衰，故旦慧；日中人气长，长则胜邪，故安；夕则人气始衰，邪气始生，故加；夜半人气入脏，邪气独居于身，故甚也。黄帝曰：其时有反者何也[4]？岐伯曰：是不应四时之气，脏独主其病者[5]，是必以脏气之所不胜时者甚[6]，以其所胜时者起也。黄帝曰：治之奈何？岐伯曰：顺天之时，而病可与期。顺者为工，逆者为粗[7]。

【注释】

[1]阴阳喜怒：阴阳，指性生活不节；喜怒，指七情不和。

[2]气合而有形，得脏而有名：气合，邪气与人相遇合。形，病形，即疾病表现出来的脉证。得脏，邪气侵犯某一脏腑；有名，有其病名。按脏腑分证，邪气侵犯某一脏腑，出现该脏腑受病时所应有的证候，则以该脏腑命名此证，如肺痹、膀胱咳之类。

[3]旦慧、昼安、夕加、夜甚：旦，平旦，即早晨；昼，白昼，此指中午前后，即下文所言之"日中"；夕，傍晚，即"日入"；夜，此处指半夜前后，即下文所言之"夜半"。慧，神情清爽；安，舒适，病情减轻，病体较为轻松舒适；加，病情加重；甚，病情更重。

[4]其时有反者何也：其，病情；时，有时；反，相反，不符合。

指病情变化有时与上述"旦慧、昼安、夕加、夜甚"的规律不相符合。

［5］不应四时之气，脏独主其病者：病情不受邪正的盛衰消长节律所影响，而是脏气的生客乘侮节律单独主宰病情变化。

［6］以脏气之所不胜时者甚：以，于。所不胜时，按五行推论，能够克受病之脏的时刻，如肝（属木）病之所不胜时为辛、酉时（属金）。

［7］顺者为工，逆者为粗：顺者，指能顺天之时者；逆者，指（治疗时）逆天之时者。工，医术高明；粗，医术低劣。

【经文分析】

1. 致病原因及疾病命名法则

（1）疾病的病因及分类

①燥湿寒暑风雨：外因（伤体表，后世发展为"六淫"）

②喜怒（赅括七情）：内因（伤脏，后世发展为"七情"）

③阴阳、饮食、居处：不内外因（由外而致，伤腑、精气血及筋脉骨肉、后世加金创、虫兽伤等。）

（2）疾病的命名法则

气合而有形，得脏而有名。

①邪气侵犯人体，因所犯脏腑不同而出现不同病形，可按其所侵犯的脏腑而命以不同名称。

②《内经》命名病证的方法：根据病形（脉证）推求

病因病机——以病因病机命名（如风证、痹证）。

病变所在脏腑——以脏腑分证（如五脏六腑咳）。

2. 百病多以旦慧、昼安、夕加、夜甚

（1）日应四时，人亦应之

将一日划分为旦、昼、夕、夜四个时间节段，类比于一年春夏秋冬四时，并从"人与天地相参"的观念出发，指出人体正气和与其互为消长及致病邪气在一日中的盛衰情况，以此说明病情变化机制。见表41。

表 41 百病旦慧、昼安、夕加、夜甚的规律

一日	四时	自然界阳气	人体阳气	病气（邪气）	病情
平旦（旦）	春	生发	始生	衰	慧
日中（昼）	夏	盛长	盛长	衰退（胜邪）	安
日入（夕）	秋	收敛	始衰	始生	加
夜半（夜）	冬	内藏	入脏	独居于身	甚

导致这种病情规律性变化的原因在于邪正之间的力量对比，而邪正盛衰是相对而言的，因此更进一步说，其关键原因在于正气（阳气）在一天之中的节律变化。

由于这种"旦慧、昼安、夕加、夜甚"的病情变化是邪正之间盛衰消长斗争的结果，因此，这种病变节律多反映于由邪正斗争为主要矛盾的外感病之中。

（2）其时有反者

其时有反者：有时病情的变化异于上述规律。

原因：病情变化不受人体阳气消长规律所主宰，而为脏气盛衰所主宰（脏独主其病）。多见于五脏疾病。

复习思考题

1.人体阳气的昼夜消长规律如何？对病情有何影响？

第五节　素问·标本病传论（节选）

目的与要求

1.掌握标本缓急的临床运用。

2.了解标本的概念。

题解

标本，疾病的先后主次。病传，指疾病的传变规律。本篇讨论的中心是疾病的标本与治法逆从，然后讨论了疾病的传变与预后，故名篇。

一、病有标本，刺有逆从

【原文】

黄帝问曰：病有标本[1]，刺有逆从[2]，奈何？岐伯对曰：凡刺之方，必别阴阳，前后相应[3]，逆从得施，标本相移[4]，故曰有其在标而求之于标，有其在本而求之于本，有其在本而求之于标，有其在标而求之于本。故治有取标而得者，有取本而得者，有逆取而得者，有从取而得者。故知逆与从，正行无问[5]，知标本者，万举万当，不知标本，是谓妄行。

夫阴阳、逆从、标本之为道也，小而大[6]，言一而知百病之害[7]，少而多[6]，浅而博[6]，可以言一而知百也。以浅而知深，察近而知远，言标与本，易而勿及[8]。

【注释】

[1]病有标本：标本，是一个相对的概念，所指甚多，此指病之先后、主次。一般先发生的病证、主要病证为本；后发生的病证、次要病证、变化的病证为标。

[2]刺有逆从：针刺治病有逆治、从治之别。逆治，指病在本而治标，病在标而治本。从治，指病在本而治本，病在标而治标。

[3]前后相应：治病时注意对先发病证和后发病证相互照应。

[4]标本相移：根据病情决定对本病和标病治疗的先后或逆从。标本不是固定的，而是可以互相转移变化的。

[5]正行无问：正确施行治疗原则，不需疑虑。

[6]小而大、少而多、浅而博：能掌握疾病的阴阳逆从标本之理，对其认识就能由小到大、从少到多，由粗浅到广博，逐渐提高。

[7]言一而知百病之害：疾病种类虽多，不外阴阳；病证虽杂，不外标本；治法虽众，无非逆从，故言一阴阳逆从标本之理，便可触类旁通，尽知多种疾病的危害。"一"，总指阴阳，在此指逆从标本之理。

[8]言标与本，易而勿及：论标本之理，不难理解，但具体运用标本理论解决实际问题，却不那么容易掌握。及，掌握。

【经文分析】

1. 标本概念

标与本相对而言，分别代表事物的两个方面。就其本义，本是指草木之根；标又称末，为草木枝叶末梢。本篇标本指疾病先后。原发病、先发病、旧病为本；后发病、继发病、所引发病证、新病为标。

2. 治疗疾病的原则

（1）必别阴阳：首先必须对疾病作阴阳属性的划分。

（2）前后相应：对疾病之前后发展变化的全过程要做有机的联系和分析。

（3）逆从得施：根据病情的实际情况，确定治标还是治本，或逆取，或从取，或标本同治，以获得理想的疗效。

（4）标本相移：治疗标病与本病，其先后次序没有固定不变的程式，要根据疾病的具体情况而变通。

二、标本缓急的临床运用

【原文】

治反为逆，治得为从[1]。先病而后逆[2]者治其本，先逆而后病者治其本。先寒而后生病者治其本，先病而后生寒者治其本，先热而后生病者治其本，先热而后生中满[3]者治其标。先病而后泄者治其本，先泄而后生他病者治其本，必且调之，乃治其他病。先病而后生中满者治其标，先中满而后烦心者治其本。人有客气有同气[4]。小大不利治其标[5]，小大利治其本。病发而有余，本而标之[6]，先治其本，后治其标。病发而不足，标而本之[7]，先治其标，后治其本。谨察间甚，以意调之，间者并行，甚者独行[8]，先小大不利而后生病者治其本。

【注释】

[1]治反为逆，治得为从：治疗违反阴阳、逆从、标本之理，则为治之逆；符合阴阳、逆从、标本之理，则为治之顺，即从。此逆从言治疗效果之成败。得，适当、满意。

[2]逆：此指气血逆乱，也是"病"的别称。

[3]中满：即脘腹胀满，为胃气壅滞，药食难入之危候，故先治中满之标急。

[4]有客气有同气：客气，指新感外邪。《新校正》："按全元起本，'同'作'固'。"作"固"为是。同气，指人体内既有的邪气，即痼疾。

[5]小大不利治其标：凡病见大、小便不通利症状者，先治其标，即先通利大、小便。二便不通，乃危急之候，当急则治其标。

[6]病发而有余，本而标之：病发而有余者，为邪气有余。邪盛为本，正虚为标，故治疗当先除其邪气，后扶正气，是谓"本而标之"。

[7]病发而不足，标而本之：病发不足者，是正气不足。正虚为本，邪盛为标，只要正虚不甚，治当祛邪为先，后扶正气，是谓"标而本之"。

[8]间者并行，甚者独行：病证轻浅者，标本兼治。病证急重者，或治标，或治本，以求治之精专，增强疗效。

【经文分析】

1. 标本先后

标本在本篇中指病之先后而言。标本先后是对"治病必求其本"这一基本治疗原则的补充和灵活运用，具体运用如下。

（1）在标本俱不急的情况下，先治其本：如"先病而后逆者治其本，先逆而后者病治其本，先寒而后生病者治其本，先病而后生寒者治其本，先热而后生病者治其本……先病而后泄者治其本，先泄而后生他病者治其本……小大利治其本"等。

（2）本急先治其本：如："先中满而后烦心者治其本""先小大不利而后生病者治其本"。

（3）标急先治其标：如："先热而后生中满者治其标""先病而后生

中满者治其标""小大不利治其标"等。

（4）病发而有余，先治其本；病发而不足，先治其标：病发而有余，是邪气盛的实证，邪气盛是病之本，故应"本而标之"而先治其本。病发而不足，是正气不足的虚证，正气虚难以立即恢复，故应解除后起的标病，防止其对已虚的正气的进一步伤害，即祛邪以护正，待标病解除以后再治正气虚之本。可见本篇所言的标本治疗先后也是根据其缓急、主次关系而定。

2. 间者并行，甚者独行

"间者并行，甚者独行"是处理标本缓急关系的基本原则。间指病情和缓，甚指病情急重，在标本俱缓不急的情况下可以标本并行，一同治理。但在病情急重的情况下，则应按上述所言分清标本之间的缓急关系，急者先治，以挽救危亡。

复习思考题

1. 何谓"标""本""逆""从"？

2. "标本缓急"如何运用？

3. 辨别标本有何意义？

4. 背诵：先病而后逆者治其本……先小大不利而后生病者治其本。

第六节　素问·阴阳应象大论（节选2）

目的与要求

　　1. 掌握各种具体治疗方法。

　　2. 熟悉因势利导的治疗法则。

题解

本篇采用取象比类的方法，阐明阴阳的概念、法则及其在医学上的运用，故名。本段节选阴阳学说在治则治法上的运用。

【原文】

病之始起也，可刺而已；其盛，可待衰而已。故因其轻而扬之[1]，因其重而减之，因其衰而彰之[2]。形不足者，温之以气；精不足者，补之以味。其高者，因而越之[3]；其下者，引而竭之[4]；中满者，泻之于内。其有邪者，渍形[5]以为汗；其在皮者，汗而发之；其慓悍[6]者，按而收之；其实者，散而泻之。审其阴阳，以别柔刚，阳病治阴，阴病治阳。定其血气，各守其乡[7]。血实宜决之[8]，气虚宜掣引之[9]。

【注释】

[1]轻而扬之：轻，病情轻浅；扬，轻扬宣散。

[2]衰而彰之：张介宾："衰退者，气血虚；彰者，补之益之。"

[3]越之：这里指吐法。马莳："谓吐之使上越也。"

[4]引而竭之：张介宾："竭，祛除也。谓涤荡之，疏利之。"

[5]渍形：包括熏蒸、浸浴等治法。

[6]慓悍：指病情急而猛。

[7]定其血气，各守其乡：乡：部位。《素问吴注》："诸经皆有血气，宜安定之，使之各守其位，不得出位乘侮也。"

[8]决之：放血之法。张介宾："决为泄去其血，如决水之义。"

[9]气虚宜掣引之：掣，同"挚"；引，提引，升提。掣引，即升提补气法。《类经》："《甲乙经》作挚，挽也。气虚者，无气之渐，无气则死矣，故当挽回其气而引之使复也。"

【经文分析】

本段经文讨论了治疗疾病的方法，从中既可见《内经》治病方法的多样性和灵活性，又体现了"因势利导"的治疗法则，其遵循的原则是顺应阴阳的趋势治疗。

1.因势利导

一是根据邪气的部位施治。实邪为主的病证，应根据邪气所在部位和性质而采取相应措施，使之从最简捷的途径，以最快的速度祛出体外，以免病邪深入而过多地损伤正气。

二是根据邪正盛衰而择时治疗。尤其是对于某些周期性发作的疾病，应在其未发病之前治疗，因为这个阶段的邪气较弱，正气相对旺盛。如能给以适宜的治疗，则可收到良好的治疗效果。

2. 治病的具体方法

针对各种虚实病机提出补（扶正）、泻、宣散（祛邪）等多种治法。

（1）病之始起，可刺而已：病尚浅，可针刺祛其邪。

（2）其盛，可待衰而已：指发作有时（周期性）者而言，此时合理的治疗方法是避其锋芒，待（病势）衰而治。

（3）因其轻而扬之：病邪表浅，治用宣散之法。

（4）因其重而减之：病邪重着，逐步减除。

（5）因其衰而彰之：正气虚衰者，补益以彰显之。

（6）形不足者温之以气：形寒畏冷（气虚）用补气法。

（7）精不足者补之以味：阴精亏损用厚味填精法。

（8）其高者因而越之：病位在上（高）用吐法越邪。

（9）其下者引而竭之：病位在下用通利二便法。

（10）中满者泻之于内：邪聚于中，痞满坚实用消散法。

（11）其有邪者渍形以为汗：邪在体表用熏蒸、洗浴的方法发汗。

（12）其慓悍者按而收之：邪气急猛者用截邪法制伏。

（13）其实者散而泻之：表实解表散邪，里实泻下祛邪。

（14）血实宜决之：血瘀实证用破血逐瘀法。

（15）气虚宜掣引之：气虚下陷用升提补气法。

复习思考题

1. 试述本文的治疗原则和治疗方法的特点。

2. 背诵：病之始起也，可刺而已……气虚宜掣引之。

第七节　素问·至真要大论（节选 2）

　　1. 掌握正治、反治和"治求其属"的治疗机制及运用。

　　2. 熟悉五味阴阳属性及治疗作用；各种不同性质疾病的治疗方法。

　　3. 了解五味入五脏的理论；方制大小的组方制度。

题解

　　本篇论五运六气的临床运用，因内容极为精深而重要，故名篇。本节选经文论治则治法和制方原则。

一、五味阴阳及制方用药法度

【原文】

　　帝曰：善。五味阴阳之用，何如？岐伯曰：辛甘发散为阳，酸苦涌泄为阴；咸味涌泄为阴，淡味渗泄[1]为阳。六者，或收或散、或缓或急[2]、或燥或润、或緛或坚，以所利而行之，调其气，使其平也。

　　帝曰：非调气而得者，治之奈何？有毒无毒，何先何后？愿闻其道。岐伯曰：有毒无毒，所治为主，适大小为制也。帝曰：请言其制。岐伯曰：君一臣二，制之小也；君一臣三佐五，制之中也；君一臣三佐九，制之大也。

【注释】

　　[1] 渗泄：张介宾："渗泄，利小便及通窍也"。

　　[2] 急：荡涤攻下。

【经文分析】

1. 五味的阴阳属性及功用

见下表42。

表42　五味阴阳属性及功用

五味	辛甘	酸苦	咸	淡
阴阳属性	阳	阴	阴	阳
功用	发散	涌吐或泻	涌泄	渗泄通阳

药味与它们的功用有密切关系，一般来说，酸味收敛，辛能发散，甘能缓急和中，而芳香辛散又能行气通阳，苦能燥湿又能泻火坚阴，淡味则能渗泄利湿通阳，咸能软坚等等，临床运用药物这些性能，能达到调和气血，恢复生理的平衡。但用药原则不能以有毒无毒为标准，而应针对病机，合理调适。

2. 方制大小及立方准则

（1）方制：组方的制度

制之小：君一臣二；制之中：君一臣三佐五；制之大：君一臣三佐九。

注意：方制大小与"大方、小方"不同［大（方）则味少，小（方）则味多。］

（2）立方准则：君臣佐使

主病之谓君，佐君之谓臣，应臣之谓使。（佐药：辅助臣药或监制君臣药的毒烈性）

"君"是针对主证，起主要作用的药物；"臣"是协同和加强君药功效的药物；"使"是引药达于病所或调和诸药的药物。一般处方除必须明确君药外，其他臣、佐、使之药是否需要，以及使用的药味和用量多少，可根据病情而定。这一制方法则，一直沿用至今。

二、治疗方法

【原文】

寒者热之，热者寒之，微者逆之[1]，甚者从之[2]，坚者削之，客者除之，劳者温之[3]，结者散之，留者攻之，燥者濡之，急者缓之[4]，散者收之，损者温之[5]，逸者行之[6]，惊者平之[7]，上之下之，摩之浴之[8]，薄之劫之[9]，开之发之[10]，适事为故[11]。

帝曰：何谓逆从？岐伯曰：逆者正治，从者反治[12]，从少从多，观其事也。

帝曰：反治何谓？岐伯曰：热因热用，寒因寒用[13]，塞因塞用[14]，通因通用[15]，必伏其所主，而先其所因[16]，其始则同，其终则异[17]，可使破积，可使溃坚，可使气和，可使必已[18]。

【注释】

[1]微者逆之：病情单纯，疾病表象与本质一致者，当逆其表象而治。

[2]甚者从之：病情复杂、疾病表象与本质不完全一致者，当顺从那些与本质不符的表象而治。

[3]劳者温之：劳伤耗气之病，用温补法治之。

[4]急者缓之：拘急痉挛的病证，用缓筋解痉法治之。

[5]损者温之：虚损怯弱的病证，用温养补益法治之。

[6]逸者行之：过度安逸而气血壅滞的病证，治宜行气活血之法。

[7]惊者平之：惊吓所致的心神不安的病证，可用镇静安神法治之。

[8]摩之浴之：指用按摩、汤液浸渍洗浴的方法治病。

[9]薄之劫之：用具有侵蚀作用的方药治病谓"薄之"；用峻猛的方药劫夺邪气的方法治病谓"劫之"。属于外科的治疗方法。

[10]开之发之：指用开泄、发散法治病。

[11]适事为故：指治法的选择，以适应病情为准。

[12]逆者正治，从者反治：治疗用药的性质及作用趋向逆着病证表象而治的常规治则称正治。正，正常、常规。治疗用药的性质及作用趋

向顺从病证的某些表象而治的反常规治则称反治。反，违反、不同。

［13］热因热用，寒因寒用：即以温热药治疗具有假热表象的寒证，以寒凉药治疗具有假寒表象的热证。

［14］塞因塞用：运用补益的方药治疗正虚所致的胀满闭塞不畅的病证。前一"塞"字，指胀满闭塞不畅；后一"塞"字，指补法。

［15］通因通用：运用通利的方药治疗邪盛所致的泄利病证。

［16］必伏其所主，而先其所因：治病必须抓住疾病的本质，因而先要探求疾病的原由。伏，制服、降伏；主，疾病的本质。

［17］其始则同，其终则异：指运用反治，从开始看，药性与疾病的某些表象相同，从服药后的结果看，所用药性与疾病的本质还是相反的，治疗的效果才能保证。

［18］已：痊愈。

【经文分析】

1. 正治法（逆治）

（1）含义

逆疾病的征象而治。

（2）适用范围

"微者逆之"，适用于病轻或虽重而病情单纯无假象的疾病，所选药物的属性与疾病征象相反。

（3）内容

寒者热之、热者寒之、坚者削之、

客者除之、劳者温之、结者散之、

留者攻之、燥者濡之、急者缓之、

散者收之、损者温之、逸者行之、

惊者平之。

（4）运用要点

以适合病情为原则，因势利导。

关于"惊者平之"还有一种理解，即认为惊和恐不同，惊是对未知事物的恐惧，因此，可以通过心理的脱敏来消除，从而治愈因惊而导致的疾病，即将"平"理解为平常。

2. 反治法（从治）

（1）含义

顺疾病的征象而治。

（2）适用范围

适用于病势较重、病情较复杂而且某些证候与病机不一致的病证（如真热假寒、真寒假热证等）。

（3）内容

热因热用——以温热法治疗真寒假热的病证。

寒因寒用——以寒凉法治疗真热假寒的病证。

塞因塞用——指用补益收敛的药物治疗有阻塞假象的病证。

通因通用——指用通利的药物治疗有通利假象的病证。

（4）运用要点

先其所因，伏其所主——先求病因，治其本病。

从少从多，观其事也——从药多少，视病情而定。

三、治求其属

【原文】

帝曰：善。气调而得者何如？岐伯曰：逆之从之，逆而从之，从而逆之，疏气令调，则其道也。

帝曰：善。病之中外何如？岐伯曰：从内之[1]外者，调其内，从外之内者，治其外；从内之外而盛于外者，先调其内而后治其外，从外之内而盛于内者，先治其外而后调其内；中外不相及，则治主病。

帝曰：论言治寒以热，治热以寒，而方士不能废绳墨[2]而更其道也。有病热者寒之而热，有病寒者热之而寒，二者皆在，新病复起[3]，奈何治？岐伯曰：诸寒之而热者取之阴[4]，热之而寒者取之阳[5]，所谓求其属[6]也。

【注释】

[1]之：动词，到。

［2］绳墨：本指木工制作木器用的墨线，此喻规则、标准。

［3］二者皆在，新病复起：经治疗后原有的热证与寒证依然存在，反又增加新的病证。复，此作又。

［4］寒之而热者取之阴：用寒药治热证，热势不减者，为阴虚发热，当采取滋阴法治之。

［5］热之而寒者取之阳：用热药治寒证，寒象不消者，为阳虚生寒，当采取补阳法治之。

［6］求其属：探求疾病本质的阴阳盛衰之所属。

【经文分析】

1.从内之外者，调其内，从外之内者，治其外

疾病有表里先后，内在的情况可以表现于外，治疗应调治内；外来的邪气也可以向里深入，治疗应先治外感。"从内之外而盛于外者，先调其内而后治其外，从外之内而盛于内者，先治其外而后调其内。"也是要看先后、缓急，主要是强调辨病、辨因，即先根除致病的原因，调治病变的根本。

2.论平衡阴阳，是治"求其属"的基本原则

"诸寒之而热者取之阴"——壮水之主，以制阳光——针对阴虚阳亢而生虚热的病证，

"取之阴"——滋肾阴——如六味地黄丸；

"诸热之而寒者取之阳"——益火之源，以消阴翳——针对阳虚阴盛而生虚寒的病证，

"取之阳"——补肾阳——如附桂八味丸（金匮肾气丸）。

复习思考题

1.本文提出了哪些治疗方法？

2.什么是正治？什么是反治？说明反治法的运用及其注意点。

3.分析"寒之而热者取之阴，热之而寒者取之阳"的治疗机制。

4.背诵

（1）逆者正治……可使必已。

（2）有病热者……所谓求其属也。

第八节 素问·五常政大论（节选）

目的与要求

1.掌握毒药治病的用药原则与饮食调养的作用。

2.了解攻邪与养正的关系问题。

题解

五：五运，即木火土金水五行之气的运行。常：常规。政：为政令表现。五运主岁有平气、不及、太过的一般规律。本篇主要讨论了五运主岁在各种情况下对自然界万物和人类影响的一般规律，故得名。

本文主要节选了正与邪、治与养、攻与补即攻邪与养正的关系问题，同时论述了用药治病的规则与饮食调养的作用。

毒药治病的用药原则

【原文】

能毒者以厚药，不胜毒者以薄药，此之谓也。气反者，病在上，取之下；病在下，取之上；病在中，傍取之。治热以寒，温而行之；治寒以热，凉而行之；治温以清，冷而行之；治清以温，热而行之。

病有久新，方有大小，有毒无毒，固宜常制矣。大毒[1]治病，十去其六；常毒治病，十去其七；小毒治病，十去其八；无毒治病，十去其九。谷肉果菜，食养尽之[2]。无使过之，伤其正也。不尽，行复如法[3]。

【注释】

［1］毒：指药性峻烈的药物。

［2］谷肉果菜，食养尽之：服药未尽之症，可用谷物、肉食、水果、蔬菜等调养正气以消除之。

［3］行复如法：对邪气不除，病不愈者，可以继续用药，方法、原则同上。

【经文分析】

1. 用药轻重因人而异

（1）体质强者，选用猛烈或药性强的药物。

（2）体质弱者，选用平和或药性轻的药物。

（3）体质为阴性者，选用温性的药物可以偏多或偏重，而寒凉性的药物要轻和少。

（4）体质为阳性者，选用寒性的药物可以偏多或偏重，而温热性的药物要轻和少。

2. 求病机之所在

人体上下、内外构成一个整体。在病变过程中，出现"气反者"，即内在的病理变化，与外在的症状表现不一致，则应采取从疾病相反的部位去施治，才能够取得较快的疗效。

3. 服药方法

（1）治温病用清凉药，采用冷服法

（2）治凉病用温药，采用热服法

临证上如出现真热假寒或真寒假热者，除了药物的治则治法及药物药性应用反治法外，在服中药时也可以采用反佐法。如治热病用寒药，采用温服法；治寒病用热药，采用凉服法；凡大寒证用热药，大热证用寒药，往往可出现病气与药性发生格拒的情况，如药液下咽即发生呕吐的症状。为了使服药时不发生格拒，故采用热药凉服，寒药温服的方法，以顺而缓之，诱而导之。

4. 服药法度

服药治病，即使无毒，也只能"十去其九"，药过其量，则伤正气。应该"谷肉果菜，食养尽之"，才能达到病除而正气恢复的目的。如果仍未痊愈，则间隔一段时间后，再如上法进行治疗。

复习思考题

1. 毒药治病的用药原则及饮食调养的作用？

2. 背诵：大毒治病……行复如法。

第七章

养 生

养生，即保养生命之意。养生学说是研究保持身体健康及延年益寿的理论、原则和方法的一门学说。养生是中医预防疾病及促使疾病早日康复的重要手段，为中医养生保健学的发展奠定了理论基础。养生学说是《内经》的重要理论之一，"养生"一词，见于《素问·灵兰秘典论》《灵枢·本神》等篇，《素问·灵兰秘典论》谓"以此养生则寿"，《本神》亦有"智者之养生也"之说。后世医家在总结《内经》养生学说时，有称之为"摄生"者，如杨上善《黄帝内经太素》、张介宾《类经》等；有称之为"道生"者，如李念莪《内经知要》、陈修园《灵素集注节要》等。"摄生"的"摄"，有调摄、摄养的意思，即调摄精气神以保养生命，可见"摄生"是针对《内经》养生学说重视精神调摄、保全真气以摄养生命养生主张而命名。而"道生"之"道"，则有道理、规律、法则之意，"道生"即"养生之道"。《内经》论养生的篇章主要有《素问·上古天真论》《素问·四气调神大论》《素问·生气通天论》《灵枢·本神》《灵枢·天年》等篇，此外，有关论述还散见于许多篇章中，学习时应互参。

第一节　素问·上古天真论

目的与要求

1. 掌握肾气与人体生长壮老和生殖功能的关系。

2. 熟悉养生保健的法则。

3. 了解人体生长壮老过程。

> **题解**

本篇论述如何摒除嗜欲杂念，保养先天真气以养生，故名。

一、养生法则

【原文】

上古之人，其知道者[1]，法于阴阳，和于术数[2]，食饮有节，起居有常，不妄作劳[3]，故能形与神俱[4]，而尽终其天年[5]，度百岁乃去。今时之人不然也，以酒为浆，以妄为常，醉以入房，以欲竭其精，以耗散其真[6]，不知持满[7]，不时御神[8]，务快其心，逆于生乐[9]，起居无节，故半百而衰也。

虚邪贼风[10]，避之有时，恬淡虚无[11]，真气从之，精神内守，病安从来？是以志闲而少欲，心安而不惧[12]，形劳而不倦，气从以顺，各从其欲，皆得所愿。故美其食，任其服[13]，乐其俗，高下不相慕，其民故曰朴[14]。是以嗜欲不能劳其目，淫邪不能惑其心，愚智贤不肖，不惧于物[15]，故合于道[16]。

【注释】

[1]其知道者：懂得养生规律和道理的人。道，此指养生的规律和道理。

[2]法于阴阳，和于术数：仿效天地自然的规律协调各种养生方法。法，仿效。阴阳，此指天地自然变化的规律。和，协调、整和。术数，各种养生方法。

[3]不妄作劳：不轻狂地进行超越自己力所能及的劳务和房事。劳，包括形体过劳和精神过用。妄，胡乱，轻狂。

[4]形与神俱：形体和精神共存，且功能协调统一。俱，协调。

[5]天年：自然寿命。

[6]以耗散其真：因随心所欲而消散真气。真，真气。

[7]持满：保持精气盈满。

[8]不时御神：不善于调控精神。时，《毛传》曰："时，善也。"

[9]逆于生乐：寻乐、以乐为事，即违背养生的乐趣。

[10]虚邪贼风：泛指致病的气象因素，包括非时之寒暑燥湿风热和疠气之类。因其乘人体正气之虚偷袭致病，故称"贼风"。

[11]恬淡虚无：精神清净安闲，心无妄求妄欲的状态。恬淡，清净安闲；虚无，无奢求和非分之想。

[12]心安而不惧：心情安定，无忧恐和焦虑。

[13]任其服：衣着随便，对美丑不甚在意。

[14]朴：未经修饰的纯朴无华之状。

[15]不惧于物：不因外物诱惑而动心。惧，感而动心。

[16]合于道：符合养生的规律和方法。

【经文分析】

1. 古今不同养生方法和后果

（1）上古懂得养生之道者的养生方法：法于阴阳，和于术数，食饮有节，不妄作劳。

效果：形神协调，尽终天年。

（2）今之不懂养生之道者的生活方式：以酒为浆（食饮无节），以妄为常（起居失常），以欲竭其精，以耗散其真（妄作劳），不知持满，不时御神。

后果：半百而衰。

提示正确的养生法则为：法于阴阳，和于术数，食饮有节，起居有常，不妄作劳。

2. 外避虚邪，内养真气

虚邪贼风，避之有时：乘虚袭人的四时不正之气，要适时避之。（外）

恬淡虚无，真气从之：心境安静，无杂念困扰，人身的正气才能和顺、协调。（内）

具体作法：

志闲而少欲
心安而不惧 } 生活上：美其食，任其服，乐其俗，高下不相慕；
形劳而不倦 思想情操上：嗜欲不能劳其目，淫邪不能惑其心。

3. 正确看待本篇所论的养生法则

所论养生法则包括外避虚邪，内养正气（养神、养形）两方面，不要单以"恬恢虚无"视之。

"恬淡虚无"确能保养精神，延长寿命，但消极无为则失去生命意义，必须正确看待。

二、人体生长壮老过程及与肾气的关系

【原文】

帝曰：人年老而无子者，材力尽也？将天数然也？

岐伯曰：女子七岁，肾气盛，齿更发长[1]；二七而天癸至[2]，任脉通，太冲脉[3]盛，月事[4]以时下，故有子；三七，肾气平均，故真牙[5]生而长极；四七，筋骨坚，发长极，身体盛壮；五七，阳明脉衰，面始焦[6]，发始堕；六七，三阳脉衰于上，面皆焦，发始白；七七，任脉虚，太冲脉衰少，天癸竭，地道不通[7]，故形坏而无子也。丈夫八岁，肾气实，发长齿更；二八，肾气盛，天癸至，精气溢泻，阴阳和[8]，故能有子；三八，肾气平均，筋骨劲强，故真牙生而长极；四八，筋骨隆盛，肌肉满壮；五八，肾气衰，发堕齿槁；六八，阳气衰竭于上，面焦，发鬓颁白[9]；七八，肝气衰，筋不能动；八八，天癸竭，精少，肾脏衰，形体皆极，则齿发去。肾者主水，受五脏六腑之精而藏之，故五脏盛乃能泻。今五脏皆衰，筋骨解堕[10]，天癸尽矣，故发鬓白，身体重，行步不正，而无子耳。

帝曰：有其年已老而有子者何也？岐伯曰：此其天寿过度，气脉常通，而肾气有余也。此虽有子，男不过尽八八，女不过尽七七，而天地之精气[11]皆竭矣。帝曰：夫道者，年皆百数，能有子乎？岐伯曰：夫道者，能却老而全形，身年虽寿，能生子也。

【注释】

[1]发长（zhǎng）：头发开始生长茂盛。长，王冰曰："长，外茂也。"

[2]天癸至：天癸发育充盛。天癸，具有生殖作用的精微物质，由肾精化生，藏于肾中。至，此作充盛解。

〔3〕太冲脉：即冲脉，因足少阴肾经与冲脉相合而经气充盛，故名。王冰曰："太冲者，肾脉与冲脉合而盛大，故曰太冲。"

〔4〕月事：即月经。

〔5〕真牙：即智齿，古又称"齻（diān）"。

〔6〕面始焦：面部开始憔悴。焦，同"憔"，憔悴。

〔7〕地道不通：月经停止，进入绝经期。

〔8〕阴阳和：男女两性交合及其气血合和。

〔9〕发鬓颁白：头部两侧耳际的头发黑白相杂，俗称"花白"。颁，同"斑"。

〔10〕解堕：怠惰无力，解，音意同"懈"。

〔11〕天地之精气：此指男女的生殖之精气。

【经文分析】

1. 人体的生长发育和衰老过程

生长壮老已是生命必然过程，人体这一过程可分为发育期、盛壮期、衰老期3个阶段，具体见表43。

2. 肾气在人体生长、发育、衰老和生殖过程中的作用

（1）肾气盛衰是人体生长、发育、衰老和生殖能力的内在的决定因素（具有同步关系）

肾气：渐盛→盛极→衰竭

人体成长：发育→盛壮→衰老

生殖能力：未有→最强→丧失

（2）理论意义

生理上：提示肾气在生长发育过程中的作用。

病理上：提示生长发育及生殖功能障碍疾病的病机。

治疗上：是临床运用补肾法治疗多种疾病的理论根据。

养生上：提示保养肾精的保健抗衰老作用。

3. 肾主水、藏精与五脏六腑的关系

如图25。

表43　人体生长发育和衰老各阶段的特点

分期	性别	年龄阶段	生理变化	外貌特征
生长发育期	女	一七（7～13）	肾气盛	齿更发长
		二七（14～20）	天癸至，任脉通，太冲脉盛	月事以时下，能妊子
	男	一八（8～15）	肾气实	发长齿更
		二八（16～23）	肾气盛，天癸至	精气溢泻，阴阳和，有子
盛壮期	女	三七（21～27）	肾气平均	真牙生而长极
		四七（28～34）	肾气平均	发长极，身体盛壮
	男	三八（24～31）	肾气平均	筋骨劲强，真牙生而长极
		四八（32～39）	肾气平均	筋骨隆盛，肌肉满壮
衰老期	女	五七（35～41）	阳明脉衰于上	面始焦，发始堕
		六七（42～48）	三阳脉衰于上	面皆焦，发始白
		七七（49～55）	任脉虚，太冲脉衰少，天癸竭	地道不通，形坏无子
	男	五八（40～47）	肾气衰	发堕齿槁
		六八（48～55）	阳气衰竭于上	面焦，发鬓斑白
		七八（56～63）	肝气衰	筋不能动
		八八（64～71）	天癸竭，精少，肾脏衰	形体皆极，齿发去

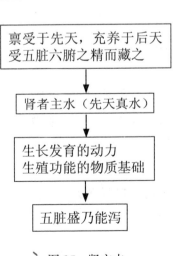

图 25　肾主水

4. 年老有子的原因

见下图 26。

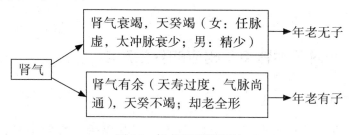

图 26　年老有子的原因

复习思考题

1. 本文提出什么样的养生方法？应该如何看待这些方法？

2. 简要说明男女各年龄阶段的内在生理变化和外貌特征。

3. 肾气与人体生长、发育、衰老和生殖有何关系？这一理论有何临床意义？

4. 背诵：上古之人，其知道者……以其德全不危也。

第二节　素问·四气调神大论

目的与要求

1. 掌握"春夏养阳，秋冬养阴"的理论原则及其应用价值；"治未病"的基本原则。

2. 熟悉"阴阳四时者，万物之终始也，死生之本也"的含义及在《内经》理论体系中的意义。

3. 了解四时气候特点及顺应四时阴阳以养生的方法和意义。

题解

四气：指四时春生、夏长、秋收、冬藏的生化作用和规律。神：即人的精神意志活动（阴阳气血）。四气调神：顺应四时的生化作用和规律来调摄精神意志活动。本篇提出顺应四时之气调摄精神意志的方法，并从"从"和"逆"两方面反复论证顺应四时之气调摄精神意志的必要性。提出"春夏养阳，秋冬养阴""治未病"的重要观点。

一、四时气候特点及相应的养生方法

【原文】

春三月，此谓发陈[1]。天地俱生，万物以荣。夜卧早起，广步于庭，被发缓形[2]，以使志生[3]，生而勿杀，予而勿夺，赏而勿罚[4]，此春气之应，养生之道[5]也，逆之则伤肝，夏为寒变[6]，奉长者少。

夏三月，此谓蕃秀[7]。天地气交，万物华实。夜[8]卧早起，无厌于日，使志无怒，使华英成秀[9]，使气得泄，若所爱在外[10]，此夏气之应，养长之道[5]也，逆之则伤心，秋为痎疟[11]，奉收者少，冬至重病[12]。

秋三月，此谓容平[13]。天气以急，地气以明[14]。早卧早起，与鸡俱兴，使志安宁，以缓秋刑[15]，收敛神气，使秋气平，无外其志，使肺气清，此秋气之应，养收之道[5]也，逆之则伤肺，冬为飧泄[16]，奉藏者少。

冬三月，此谓闭藏[17]。水冰地坼[18]，无扰乎阳。早卧晚起，必待日光，使志若伏若匿，若有私意，若已有得，去寒就温，无泄皮肤，使气亟夺[19]，此冬气之应，养藏之道[5]也。逆之则伤肾，春为痿厥[20]，奉生者少。

【注释】

[1]发陈：推陈出新。春阳发散敷布，生化万物，展现新容的自然景象。发，开始发散。陈，展现新容。王冰："春阳上升，气潜发散，生育庶物，陈其姿容，故曰发陈。"

[2]被发缓形：将头发披散，宽松衣带，使形体舒缓。被，音义同"披"。

[3]以使志生：使精神情志应春天生发之气而舒畅条达。

[4]生而勿杀，予而勿夺，赏而勿罚：顺应春季生发之象，人的精神

情志和行为应该有利于生机的发展，促进生机旺盛，不可违逆生机，克伐生命。马莳："其待物也，当生则生之而勿之杀，当与则与之而勿之夺，当赏则赏之而勿之罚，凡若此者，盖以春时主生，即以应夫春气而尽养生之道也"。

[5]养生之道、养长之道、养收之道、养藏之道：帮助、扶持生、长、收、藏的规律。养，扶持、帮助、促进。道，此作规律解。

[6]夏为寒变：夏季因阳气不足，而发生阴寒性病证。

[7]蕃秀：繁茂秀美。

[8]夜：《太素》卷二顺养作"晚"，义佳。

[9]使华英成秀：让人像生物一样容貌秀美，神气充盛。王冰："缓阳气则物化，宽志意则气泄，物化则华英成秀，气泄则皮肤宜通。"

[10]若所爱在外：像慈爱之心表现于外。

[11]痎疟：老疟、疟母，或疟疾的总称。

[12]冬至重病：医家认识不同。一者认为是衍文。《素问识》："据前后文例，四字恐剩文。"后世多从此。二有注为：冬至时再次发病。吴崑："冬至水胜，火为所克，故冬至重病"。

[13]容平：自然界万物成熟，形态（容貌）平定不再继续生长变化。

[14]天气以急，地气以明：把气象与物候结合起来理解，指秋天秋风劲急，地气清明，世间万物出现凋零萧杀之象。张介宾："风气劲疾曰急，物色清肃曰明。"

[15]以缓秋刑：减缓秋气之收敛、肃杀之性。秋刑，秋令之气收敛、肃杀的性能。

[16]飧泄：完谷不化的泻泄。

[17]闭藏：阳气收潜，万物闭藏，生机隐秘。

[18]水冰地坼（chè）：水因寒结冰，地因冻开裂。坼，裂开。

[19]无泄皮肤，使气亟（qì）夺：不要妄泄皮肤之汗，使阳气频繁劫夺。亟，屡次。夺，失去。

[20]痿厥：偏义复词，义偏痿。指四肢逆冷而软弱无力，甚则废而不用的病证。

【经文分析】

1. 四时气象、物候与养生

本段根据四时气象、物候特点，及其与五脏阴阳的相应关系，提出顺时调养的方法，如"春养生""夏养长""秋养收""冬养藏"等。具体内容见下表44。

表 44   四时气象、物候与养生

季节	生化特点	养生方法	逆四时的危害
春	发陈，天地俱生，万物以荣。	顺应、保养春生之气。 养形：夜卧早起，广步于庭，被发缓形。 养神：以使志生，生而勿杀，予而勿夺，赏而勿罚。	逆之则伤肝，夏为寒变，奉长者少。
夏	蕃秀，天地气交，万物华实。	顺应、保养夏长之气。 养形：夜卧早起，无厌于日。 养神：使志无怒，使英华成秀（神气旺盛），使气得泄，若所爱在外。	逆之则伤心，秋为痎疟，奉收者少。
秋	容平，天气以急，地气以明。	顺应、保养秋收之气。 养形：早卧早起，与鸡俱兴。 养神：使志安宁，以缓秋刑（避肃杀之秋气），收敛神气，使秋气平，无外其志，使肺气清。	逆之则伤肺，冬为飧泄，奉藏者少。
冬	闭藏，水冰地坼，无扰乎阳。	顺应、保养冬藏之气。 养形：早卧晚起，必待日光，去寒就温，无泄皮肤。 养神：使志若伏若匿，若有私意，若有已得，使气亟（急）夺。	逆之则伤肾，春为痿厥，奉生者少。

上述四时养生方法，包括生活起居和精神调摄诸方面，基本精神在于顺应四时气候特点，按照阴阳盛衰消长规律，调整自身生命活动，保养精气以预防疾病。

二、顺应四时阴阳以养生的意义

【原文】

夫四时阴阳者，万物之根本也。所以圣人春夏养阳，秋冬养阴[1]，以从其根，故与万物沉浮于生长之门[2]。逆其根，则伐其本，坏其真矣。故阴阳四时者，万物之终始也，生死之本也，逆之则灾害生，从之则苛疾[3]不起，是谓得道。道者，圣人行之，愚者佩[4]之。从阴阳则生，逆之则死；从之则治，逆之则乱。反顺为逆，是谓内格[5]。

【注释】

[1]春夏养阳，秋冬养阴：春夏二季养人之生气、长气，秋冬二季养人之收气、藏气。高世栻注："圣人春夏养阳使少阳之气生，太阳之气长；秋冬养阴，使太阴之气收，少阴之气藏。"

[2]沉浮于生长之门：（圣人）遵循自然界阴阳消长规律进行生长收藏的生命活动，与自然阴阳相应，融入自然，生生不息。

[3]苛疾：泛指疾病。

[4]佩：通"背"，违背，违逆。《古今尵》："佩，背也，古字通用。"

[5]内格：古病名。人体内环境诸性能与外在环境之规律不相适应，彼此格拒的异常状态。王冰注："格，拒也，谓内性格拒于天道也。"

【经文分析】

1.四时阴阳乃万物之根本

四时阴阳为自然万物之根本，人为万物之灵，四时阴阳亦为人体生命的根本（四时阴阳者，万物之终始，死生之门）。

从其根（本）：与万物浮沉于生长之门（从之则苛疾不起，则生，则治。）

逆其根（本）：伐其（生命）本（原），坏其真（气）。（逆之则灾害生，则死，则乱）

从正反两方面说明阴阳是生命的根本，养生必须顺应之。

2."春夏养阳，秋冬养阴"的意义

自然界有春夏秋冬的变化，春夏属阳主生长，生长是阳的特征；秋冬属阴主收藏，收藏是阴的特征。"春夏养阳，秋冬养阴"作为顺应四时的养生方法，即春夏即养生、养长，秋冬养收、养藏。

"春夏养阳，秋冬养阴"是本篇提出的"四气调神"养生原则，指春夏顺应生长之气以养阳，秋冬顺应收藏之气以养阴，在历代注家中马莳、

高世栻持这种见解。这种解释有第一段具体养生方法为证，其为《内经》本义当无疑义。

"春夏养阳，秋冬养阴"是顺应四时气候变化，调理人体阴阳的重要养生原则，经后世医家的不断发挥和推广运用，在临床针灸治疗、选方用药、气功食疗等多方面都有积极的指导意义。

对此理论的发挥认识有以下几方面。

以阴阳互制而论，春夏阳盛，宜食寒凉抑制亢阳，秋冬阴盛，宜食温热抑制盛阴。

以阴阳互根而论，春夏养阳，以为秋冬阴之基。秋冬养阴，以为春夏阳之根。临床上治病采用"冬病夏治，夏病冬治"，理论依据来于此处。

以阴阳虚盛而论，春夏阳盛于外而虚于内，故调补阳气，秋冬阴盛于外而虚于内，故调补阴精。

三、治未病

【原文】

是故圣人不治已病治未病，不治已乱治未乱，此之谓也。夫病已成而后药之，乱已成而后治之，譬犹渴而穿井，斗而铸锥[1]，不亦晚乎？

【注释】

[1] 斗而铸锥：意为开战时才准备制造兵器。

【经文分析】

"治未病"体现了中医防治疾病的基本原则，包括两个方面的内容。

1. 未病先防：重视养生，保持健康以防止疾病发生（本篇所论）。

2. 已病防变：预防病情扩展恶化（先安其未受邪之地）。

复习思考题

1. 试述四时气候特点和相应的养生方法。

2. 如何理解和运用"春夏养阳，秋冬养阴"这一理论？

3.谈谈你对"治未病"的认识。

4.背诵：夫四时阴阳者，万物之根本也……斗而铸锥，不亦晚乎？

参考书目

［1］ 黄帝内经素问.人民卫生出版社.1963 年 6 月，第 1 版.

［2］ 河北医学院.灵枢经校释.人民卫生出版社.1982 年 5 月，第 1 版.

［3］ 王洪图主编.内经讲义（21 世纪课程教材）.人民卫生出版社.2002 年 8 月，第 1 版.

［4］ 区永欣主编.内经讲义（自编教材）.1999 年 10 月.

［5］ 黎敬波.《内经》临证温课与辅导.人民卫生出版社.2010 年 3 月，第 1 版.

［6］ 黎敬波.内经临床运用.科学出版社.2010 年 4 月，第 1 版.